ÜBERLEBEN DER ZUCKER-PANDEMIE

Strategien für einen gesünderen Lebensstil

Haftungsausschluss

Die Inhalte dieses Buches dienen nur zu Informationszwecken und sollten nicht als medizinischer Rat oder Ersatz für eine professionelle medizinische Diagnose oder Behandlung angesehen werden. Die in diesem Buch bereitgestellten Informationen basieren auf Forschung, Expertenmeinungen und persönlichen Erfahrungen, aber individuelle Umstände können variieren. Es wird empfohlen, sich bezüglich spezifischer medizinischer Anliegen oder Erkrankungen an qualifizierte Gesundheitsfachkräfte zu wenden. Der Autor und der Verlag lehnen jede Haftung für Verluste oder Schäden ab, die sich aus der Nutzung der in diesem Buch bereitgestellten Informationen ergeben.

Inhaltsverzeichnis

EINFÜHRUNG

1. Überblick über die Verbreitung von Zucker in modernen Ernährungsweisen:

In der heutigen modernen Welt ist Zucker zu einer allgegenwärtigen Zutat in unserer Ernährung geworden, die praktisch jeden Aspekt unserer Essgewohnheiten durchdringt. Von Frühstücksflocken bis zu Salatdressings scheint keine Mahlzeit ohne eine Prise Süße vollständig zu sein. Die Verbreitung von Zucker in unserer Ernährung hat erschreckende Ausmaße erreicht, und sein übermäßiger Verzehr hat zu einer Vielzahl von Gesundheitsproblemen geführt, die unsere Gesellschaft plagen.

Einst als Luxus für die Elite betrachtet, ist Zucker heute zu einem Grundnahrungsmittel in den Ernährungsgewohnheiten von Menschen aus allen Lebensbereichen geworden. Seine Erschwinglichkeit und Zugänglichkeit haben zu seiner weit verbreiteten Verwendung beigetragen, was ihn zu einer gängigen Zutat in verarbeiteten Lebensmitteln und Getränken macht. Ob in Form von Haushaltszucker, Maissirup mit hohem Fruchtzuckergehalt oder anderen Süßstoffen, Zucker hat seinen Weg in die meisten Lebensmittel gefunden, die in Supermärkten erhältlich sind.

Die Folgen dieses weit verbreiteten Zuckerkonsums sind verheerend. Die Fettleibigkeitsraten sind auf beispiellose Höhen gestiegen, und Millionen von Menschen weltweit kämpfen darum, ein gesundes Gewicht zu halten. Diabetes, einst als Krankheit der älteren Menschen angesehen, betrifft jetzt Individuen jeden Alters, wobei ein erheblicher Teil der Fälle auf übermäßigen Zuckerkonsum zurückzuführen ist. Herz-Kreislauf-Erkrankungen, Zahnprobleme und psychische Gesundheitsprobleme nehmen ebenfalls zu, und alle sind mit dem übermäßigen Zuckerkonsum verbunden.

Trotz dieser alarmierenden Statistiken sind sich viele Menschen der verborgenen Gefahren, die in ihren Lieblingslebensmitteln lauern, oft nicht bewusst. Der Zuckergehalt vieler verarbeiteter Lebensmittel wird häufig unter verschiedenen Namen verschleiert, was es für Verbraucher schwierig macht, informierte Entscheidungen über ihre Ernährung zu treffen. Zusätzlicher Zucker findet sich in allem von herzhaften Snacks bis hin zu scheinbar gesundem Joghurt, und trägt so zu unserer täglichen Aufnahme bei, ohne dass wir es überhaupt bemerken.

Je tiefer wir in die Problematik des Zuckerkonsums eindringen, desto klarer wird, dass Aufklärung der Schlüssel ist, um seinen schädlichen Auswirkungen entgegenzuwirken. Indem wir das Ausmaß von Zucker in modernen Ernährungsweisen und seine Auswirkungen auf unsere Gesundheit verstehen, können wir beginnen, bewusstere Entscheidungen darüber zu treffen, was wir essen. Durch Bildung können wir daran arbeiten, eine gesündere Zukunft für uns und die kommenden Generationen zu schaffen.

Auf den folgenden Seiten werden wir die Wissenschaft hinter Zucker, seine Auswirkungen auf unseren Körper und praktische Strategien zur Reduzierung unseres Konsums erkunden. Von verstecktem Zucker in verarbeiteten Lebensmitteln über Zuckerersatzstoffe bis hin zu Rezepten für einen zuckerfreien Lebensstil zielt dieses Buch darauf ab, Leserinnen und Lesern zu ermächtigen, ihre Gesundheit zu kontrollieren und sich von der Griff des Zuckersucht zu befreien. Begleiten Sie uns auf dieser Reise, während wir die Wahrheit über Zucker, die moderne Pandemie, und ihre stillen, aber tödlichen Folgen aufdecken.

2. Erklärung der gesundheitlichen Auswirkungen eines übermäßigen Zuckerkonsums:

Ein übermäßiger Zuckerkonsum hat tiefgreifende Auswirkungen auf unsere Gesundheit und beeinträchtigt nahezu jedes System im Körper. Während Zucker möglicherweise eine vorübergehende Energie- und Freudequelle bietet, können seine langfristigen Auswirkungen schädlich und sogar lebensbedrohlich sein.

Eines der bekanntesten Gesundheitsrisiken, die mit übermäßigem Zuckerkonsum verbunden sind, ist Fettleibigkeit. Zuckerhaltige Lebensmittel und Getränke sind oft kalorienreich, aber arm an Nährstoffen, was im Laufe der Zeit zu Gewichtszunahme führt. Der Körper wandelt überschüssigen Zucker in Fett um, das sich im Körper ansammeln kann, insbesondere um den Bauch herum. Dieses viszerale Fett beeinflusst nicht nur unser Aussehen, sondern erhöht auch das Risiko, ernsthafte Gesundheitsprobleme wie Typ-2-Diabetes und Herzkrankheiten zu entwickeln.

Wenn wir über Diabetes sprechen, kann der Zusammenhang zwischen dem Konsum von Zucker und dieser Stoffwechselerkrankung nicht genug betont werden. Wenn wir zuckerhaltige Lebensmittel konsumieren, steigen unsere

Blutzuckerspiegel an, was die Freisetzung von Insulin aus der Bauchspeicheldrüse auslöst, um den Glukosespiegel zu regulieren. Im Laufe der Zeit kann der Körper jedoch insulinresistent werden, was bedeutet, dass er nicht mehr effektiv auf die Signale von Insulin reagiert. Diese Insulinresistenz kann zu Typ-2-Diabetes führen, einer chronischen Erkrankung, die durch hohe Blutzuckerspiegel und ein erhöhtes Risiko von Komplikationen wie Nierenerkrankungen, Nervenschäden und Herz-Kreislauf-Problemen gekennzeichnet ist.

Darüber hinaus ist übermäßiger Zuckerkonsum eng mit Herz-Kreislauf-Erkrankungen verbunden, einschließlich Bluthochdruck, Herzkrankheiten und Schlaganfällen. Diäten, die reich an zugesetztem Zucker sind, haben gezeigt, dass sie die Triglyceridspiegel, eine Art von Fett im Blut, sowie das LDL-Cholesterin erhöhen, das oft als "schlechtes" Cholesterin bezeichnet wird. Diese Veränderungen im Lipidprofil können zur Bildung von Plaque in den Arterien beitragen, wodurch die Blutgefäße verengt und der Blutdruck erhöht wird. Im Laufe der Zeit kann dies zu schwerwiegenden kardiovaskulären Ereignissen wie Herzinfarkten und Schlaganfällen führen.

Aber die negativen gesundheitlichen Auswirkungen von Zucker hören hier nicht auf. Übermäßiger Zuckerkonsum wurde auch mit Zahnproblemen wie Karies und Zahnverfall in Verbindung gebracht. Wenn wir zuckerhaltige Lebensmittel und Getränke konsumieren, ernähren sich die Bakterien in unserem Mund von den Zuckern und produzieren Säuren, die den Zahnschmelz angreifen und das Wachstum schädlicher Bakterien fördern. Im Laufe der Zeit kann dies zur Bildung von Karies und anderen zahnärztlichen Problemen führen, die nicht nur unsere Mundgesundheit, sondern auch unser allgemeines Wohlbefinden beeinträchtigen.

Neben seinen physischen Auswirkungen kann der Konsum von Zucker auch auf unsere mentale Gesundheit belastend sein. Untersuchungen haben gezeigt, dass Diäten, die reich an zugesetztem Zucker sind, das Risiko von Depressionen, Angstzuständen und anderen Stimmungsstörungen erhöhen können. Die schnellen Schwankungen im Blutzuckerspiegel, die durch zuckerhaltige Lebensmittel verursacht werden, können die Funktion von Neurotransmittern im Gehirn stören und sich auf Stimmung, Kognition und Verhalten auswirken. Darüber hinaus kann die süchtig machende Natur von Zucker zu Heißhungerattacken und Entzugserscheinungen führen, wodurch ein Kreislauf der Abhängigkeit perpetuiert wird, der schwer zu durchbrechen sein kann.

Insgesamt sind die gesundheitlichen Auswirkungen eines übermäßigen Zuckerkonsums klar und weitreichend. Von Fettleibigkeit und Diabetes über Herzkrankheiten bis hin zu psychischen Gesundheitsproblemen sind die Auswirkungen von Zucker auf unseren Körper tiefgreifend und vielschichtig. Indem wir die mit dem Zuckerkonsum verbundenen Risiken verstehen und bewusste Entscheidungen über unsere Ernährung treffen, können wir die Kontrolle über unsere Gesundheit übernehmen und die Last chronischer Krankheiten in unserer Gesellschaft verringern.

3. Zweck und Struktur dieses Buches:

Der Zweck dieses Buches besteht darin, den Lesern ein umfassendes Verständnis für die komplexe Beziehung zwischen Zuckerkonsum und Gesundheit zu vermitteln, sowie praktische Strategien zur Regulierung des Zuckerkonsums und zur Verbesserung des allgemeinen Wohlbefindens aufzuzeigen.

In der heutigen Gesellschaft ist Zucker allgegenwärtig und erscheint in einer Vielzahl von Lebensmitteln und Getränken, oft in versteckten Formen. Von zuckerhaltigen Getränken und Desserts bis hin zu verarbeiteten Snacks und Gewürzen werden wir ständig mit Möglichkeiten zum Konsum von Zucker bombardiert. Viele Menschen sind sich jedoch der erheblichen Gesundheitsrisiken, die mit übermäßigem Zuckerkonsum verbunden sind, nicht bewusst.

Durch dieses Buch werden die Leser Einblicke in die verschiedenen Wege erhalten, wie Zucker den Körper beeinflusst, von seiner Auswirkung auf das Gewichtsmanagement und den Stoffwechsel bis hin zu seiner Rolle bei chronischen Krankheiten wie Diabetes und Herzkrankheiten. Indem sie diese gesundheitlichen Auswirkungen verstehen, werden die Leser befähigt, informierte Entscheidungen über ihre Ernährung zu treffen und proaktiv Schritte zu unternehmen, um ihre Gesundheit zu verbessern.

Neben der Erforschung der gesundheitlichen Auswirkungen des Zuckerkonsums wird dieses Buch auch praktische Tipps und Strategien zur Reduzierung des Zuckerkonsums und zur Annahme eines gesünderen Lebensstils bieten. Von der Lektüre von

Lebensmittelkennzeichnungen und der Identifizierung von verstecktem Zucker bis hin zur Integration von mehr Vollwertkost in ihre Ernährung werden die Leser lernen, wie sie einfache, aber effektive Veränderungen vornehmen können, die sich signifikant auf ihre Gesundheit auswirken können.

Strukturiert in klarer und zugänglicher Weise, wird dieses Buch die Leser durch die Wissenschaft hinter dem Zuckerkonsum und seine Auswirkungen auf den Körper führen, während es auch umsetzbare Ratschläge für gesündere Entscheidungen im täglichen Leben bietet. Ob Sie Gewicht verlieren, Ihre Energielevels verbessern oder Ihr Risiko für chronische Krankheiten reduzieren möchten, dieses Buch wird Ihnen das Wissen und die Werkzeuge liefern, die Sie benötigen, um die Kontrolle über Ihre Gesundheit zu übernehmen und Ihr bestes Leben zu leben.

VERSTEHEN VON ZUCKER

1. Was ist weißer Zucker?

Weißer Zucker, auch bekannt als Kristallzucker oder Haushaltszucker, ist vielleicht die häufigste Art von Zucker, die weltweit in Haushalten und der Lebensmittelproduktion verwendet wird. Er wird entweder aus Zuckerrohr oder Zuckerrüben durch einen Prozess der Extraktion und Raffination gewonnen.

Der Extraktionsprozess beginnt mit der Ernte von Zuckerrohr oder Zuckerrüben, die dann gewaschen und zerkleinert werden, um ihren Saft zu extrahieren. Dieser Saft durchläuft eine Reihe von Filtrations- und Klärungsschritten, um Verunreinigungen und feste Partikel zu entfernen, was zu einer klaren Flüssigkeit führt, die als "Zuckersaft" bekannt ist. Anschließend wird der Zuckersaft erhitzt, um den Wassergehalt zu verdampfen, und hinterlässt einen dickflüssigen Sirup, der als "Rohrzuckersirup" oder "Rübensirup" bekannt ist. Dieser Sirup wird dann weiterverarbeitet, um den Saccharosegehalt, oder Zucker, von anderen Bestandteilen wie Wasser, Faserstoffen und Mineralien zu trennen.

Die gängigste Methode zur Extraktion von Saccharose aus Zuckersaft beinhaltet die Verwendung von Kalk und Kohlendioxid, um Calciumcarbonat zu bilden, das dabei hilft, den Sirup zu klären. Der geklärte Sirup wird dann filtriert und konzentriert, um Rohzucker-Kristalle zu produzieren. Diese Rohzucker-Kristalle werden weiter raffiniert, um etwaige verbleibende Verunreinigungen zu entfernen und den gewünschten Reinheitsgrad zu erreichen. Der Raffinierungsprozess beinhaltet in der Regel mehrere Stadien der Kristallisation, Zentrifugation und Trocknung, was zur Herstellung feiner, weißer kristalliner Zuckerkristalle führt. Das Endprodukt, weißer Zucker, ist eine reine kristalline Substanz, die fast ausschließlich aus Saccharosemolekülen besteht. Er zeichnet sich durch seine feine Textur, neutrale Geschmack und hohe Löslichkeit in Wasser aus, was ihn für eine Vielzahl von kulinarischen Anwendungen geeignet macht.

Neben seiner Verwendung als Süßungsmittel in Lebensmitteln und Getränken wird weißer Zucker auch als Konservierungsmittel, Füllstoff und Fermentationssubstrat in verschiedenen Lebensmittelprodukten verwendet. Er spielt eine Schlüsselrolle in der Textur, im Geschmack und in der Haltbarkeit vieler verarbeiteter Lebensmittel und Backwaren.

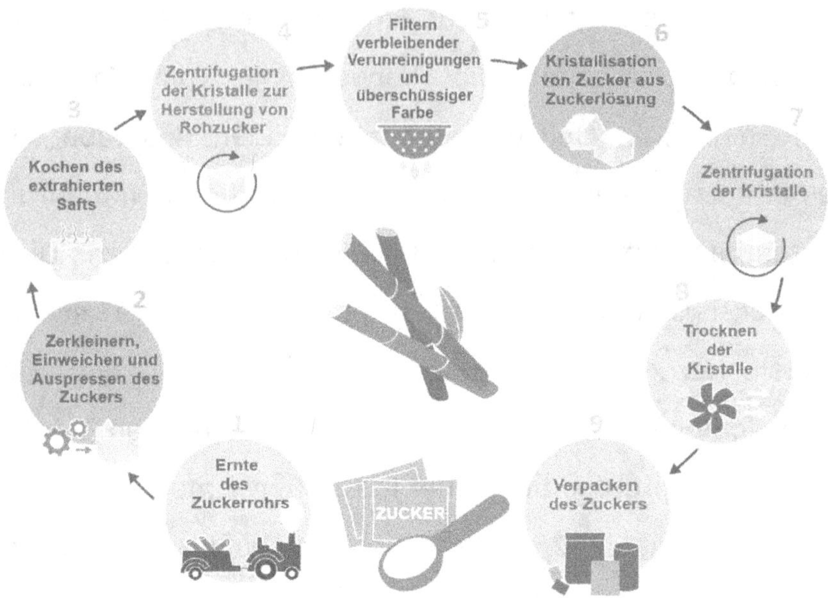

Der Prozess der Zuckerextraktion und -raffination, von Zuckerrohr bis zum endgültigen Produkt des weißen Granulatzuckers.

Weißer Zucker ist eine allgegenwärtige Zutat, die in einer Vielzahl von Lebensmittelprodukten zu finden ist, von Backwaren und Desserts bis hin zu Saucen, Gewürzen und Getränken. Seine Fähigkeit, Süße, Textur und Geschmack zu verbessern, macht ihn zu einer vielseitigen Zutat in kulinarischen Anwendungen. Neben seinen kulinarischen Verwendungen dient weißer Zucker auch verschiedenen nicht-lebensmittelbezogenen Zwecken. Er wird häufig in kosmetischen Produkten wie Peelings und Exfolianten aufgrund seiner abrasiven Eigenschaften verwendet, sowie in Hautpflegeprodukten wie Feuchtigkeitscremes und Masken aufgrund seiner feuchtigkeitsspendenden Eigenschaften, die helfen, Feuchtigkeit in der Haut anzuziehen und zu speichern. Darüber hinaus wird weißer Zucker oft in hausgemachten Heilmitteln wegen seiner exfolierenden Eigenschaften verwendet, die helfen, abgestorbene Hautzellen zu entfernen und eine glattere, gesünder aussehende Haut freizulegen.

Darüber hinaus spielt weißer Zucker eine Rolle in industriellen Anwendungen wie der Pharmazie, wo er als Bindemittel, Füllstoff oder Überzugsmittel bei der Herstellung von Tabletten und Kapseln verwendet wird. Er wird auch bei der Herstellung von Ethanol als Treibstoff und als Ausgangsstoff für die Fermentation von alkoholischen Getränken verwendet. Zusätzlich wird weißer Zucker bei der Herstellung bestimmter Arten von Kunststoffen eingesetzt, wo er als Weichmacher fungiert und dazu beiträgt, die Flexibilität und Haltbarkeit zu verbessern.

Trotz seiner Vielseitigkeit und weit verbreiteten Verwendung ist weißer Zucker in den letzten Jahren aufgrund seiner möglichen negativen Auswirkungen auf die Gesundheit kritisiert worden. Übermäßiger Konsum von weißem Zucker wurde mit verschiedenen Gesundheitsproblemen in Verbindung gebracht, darunter Fettleibigkeit, Typ-2-Diabetes, Herz-Kreislauf-Erkrankungen und zahnärztliche Probleme wie Karies und Zahnfleischerkrankungen. Darüber hinaus haben Studien gezeigt, dass ein hoher Zuckerkonsum auch die kognitive Funktion negativ beeinflussen und zu Stimmungsstörungen wie Depressionen und Angstzuständen beitragen kann.

Eine der Hauptbedenken im Zusammenhang mit weißem Zucker ist sein hoher glykämischer Index, der bei großem Verzehr zu raschen Anstiegen des Blutzuckerspiegels führen kann. Dies kann im Laufe der Zeit zu Insulinresistenz, metabolischem Syndrom und anderen Stoffwechselstörungen führen. Darüber hinaus wurde ein hoher Zuckerkonsum mit einem erhöhten Risiko für bestimmte Krebsarten in Verbindung gebracht, darunter Brust-, Darm- und Bauchspeicheldrüsenkrebs. Daher kann eine Reduzierung des Zuckerkonsums nicht nur die allgemeine Gesundheit verbessern, sondern auch das Risiko für die Entwicklung schwerwiegender Erkrankungen senken.

Als Reaktion auf diese Gesundheitsbedenken haben viele Verbraucher begonnen, nach Alternativen zu weißem

Zucker zu suchen, wie zum Beispiel natürliche Süßstoffe wie Honig, Ahornsirup, Kokosblütenzucker und Stevia. Diese Alternativen bieten ähnliche Süßungsgrade, können jedoch niedrigere glykämische Indizes aufweisen und zusätzliche ernährungsphysiologische Vorteile wie Vitamine, Mineralien und Antioxidantien bieten. Darüber hinaus haben einige Lebensmittelhersteller damit begonnen, ihre Produkte neu zu formulieren, um zugesetzten Zucker zu reduzieren oder zu eliminieren und stattdessen natürliche Süßstoffe oder Zuckerersatzstoffe zu verwenden. Dieser Trend spiegelt ein wachsendes Bewusstsein für die potenziellen Gesundheitsrisiken im Zusammenhang mit übermäßigem Zuckerkonsum wider und den Wunsch nach gesünderen, nachhaltigeren Lebensmitteloptionen.

2. Geschichte des Zuckerkonsums:

Die Geschichte des Zuckerkonsums ist ein reichhaltiges Geflecht, das sich durch die Annalen der menschlichen Zivilisation zieht und Jahrtausende sowie Kontinente umspannt. Während Zucker heute leicht verfügbar ist und oft als selbstverständlich hingenommen wird, ist sein Weg von einem seltenen Luxusgut zu einem allgegenwärtigen Handelsgut ein

Zeugnis seiner Bedeutung in der menschlichen Kultur und im Handel.

Alte Zivilisationen wie die Ägypter und Inder gehörten zu den ersten, die Zuckerrohr anbauten und seine Süße für kulinarische und medizinische Zwecke nutzten. In diesen frühen Gesellschaften wurde Zucker wegen seiner Knappheit geschätzt und galt als Symbol für Reichtum und Prestige. Er wurde sparsam bei religiösen Ritualen verwendet, als eine Art Währung und als verschwenderische Genugtuung, die den Eliten vorbehalten war. Die Verbreitung des Zuckerrohranbaus in Regionen wie Persien und dem Mittelmeerraum während des Mittelalters läutete das Zeitalter des Zucker-Konsums ein. Mit Fortschritten in landwirtschaftlichen Techniken und Handelsrouten wurde Zucker für eine breitere Bevölkerungsschicht zugänglicher. Dennoch blieb er ein Luxusgut, das hauptsächlich von wohlhabenden Klassen genossen wurde.

Das Zeitalter der Entdeckungen im 15. und 16. Jahrhundert markierte einen Wendepunkt in der Geschichte des Zuckerkonsums. Europäische Kolonisatoren führten Zuckerrohr in die Neue Welt ein, wo günstige klimatische Bedingungen und der Einsatz von versklavten Arbeitskräften eine groß angelegte

Produktion ermöglichten. Die Entstehung von Zuckerplantagen in der Karibik und in Amerika trieb einen Anstieg der globalen Zuckerproduktion an, verwandelte sie von einem seltenen Gut in ein Grundnahrungsmittel. Die industrielle Revolution des 18. und 19. Jahrhunderts beschleunigte weiterhin die Massenproduktion und den Konsum von Zucker. Technologische Innovationen wie dampfbetriebene Mühlen und mechanisierte Verfeinerungsprozesse machten Zucker für die Massen erschwinglicher und zugänglicher. Bis zum 20. Jahrhundert war Zucker zu einer allgegenwärtigen Zutat in verarbeiteten Lebensmitteln und Getränken geworden, was zu steigenden Raten von Fettleibigkeit und chronischen Krankheiten beitrug.

Heutzutage bleibt der Zuckerkonsum ein umstrittenes Thema, wobei Gesundheitsexperten vor seinen schädlichen Auswirkungen auf die öffentliche Gesundheit warnen. Übermäßiger Zuckerkonsum wurde mit Fettleibigkeit, Typ-2-Diabetes und Herz-Kreislauf-Erkrankungen in Verbindung gebracht, was zu Forderungen nach einer stärkeren Regulierung und öffentlichen Aufklärung führt. Als Reaktion auf diese Bedenken haben einige Regierungen Maßnahmen wie Zuckersteuern und Kennzeichnungspflichten eingeführt, um den Konsum einzudämmen und gesündere Lebensweisen zu fördern. Trotz dieser Herausforderungen bleibt Zucker ein integraler Bestandteil der globalen Lebensmittelwelt, beliebt für seine Fähigkeit, Geschmack und Textur in einer Vielzahl von kulinarischen Kreationen zu verbessern. Ob in einem opulenten Dessert oder einem erfrischenden Getränk genossen, Zucker spielt weiterhin eine zentrale Rolle in der menschlichen Kultur und Küche und erinnert uns an sein bleibendes Erbe als eines der süßesten Geschenke der Natur.

Trotz des wachsenden Bewusstseins für seine Gesundheitsrisiken ist Zucker tief in modernen Ernährungsweisen verwurzelt, wobei seine süchtig machenden Eigenschaften und seine allgegenwärtige Präsenz erhebliche Herausforderungen für öffentliche Gesundheitsinitiativen darstellen. Bemühungen zur Reduzierung des Zuckerkonsums sind auf Widerstand von Industrielobbyisten und festgefahrenen kulturellen Normen gestoßen, was die komplexe Wechselwirkung zwischen Wirtschaft, Politik und persönlicher Entscheidung verdeutlicht.

Während wir uns durch die Komplexitäten des Zuckerkonsums in der modernen Welt bewegen, ist es wichtig, seine historischen Wurzeln und seine vielschichtigen

Auswirkungen auf die Gesellschaft zu verstehen. Indem wir die Vergangenheit untersuchen, können wir Einblicke in die Herausforderungen gewinnen, mit denen wir heute konfrontiert sind, und einen Weg zu einer gesünderen Zukunft aufzeigen. Die Geschichte des Zuckerkonsums ist eine Geschichte von Eroberung, Ausbeutung und Transformation. Von seinen bescheidenen Anfängen in antiken Zivilisationen bis zu seiner allgegenwärtigen Präsenz in der modernen Lebensmittelindustrie hat Zucker einen unauslöschlichen Eindruck auf die menschliche Geschichte hinterlassen. Während wir uns mit den gesundheitlichen und Umweltauswirkungen unserer zuckerreichen Ernährung auseinandersetzen, müssen wir uns auch mit dem Erbe des Kolonialismus und der Ausbeutung auseinandersetzen, das weiterhin unsere Beziehung zu diesem allgegenwärtigen Süßungsmittel prägt.

3. Arten von Zucker und ihre Quellen:

Zucker ist in seinen verschiedenen Formen eine allgegenwärtige Zutat in der modernen Ernährung und trägt zur Geschmacksbildung, Textur und Konservierung einer Vielzahl von Lebensmitteln und Getränken bei. Im Folgenden listen wir einige der wichtigsten Zuckerarten und ihre Quellen auf:

- *Saccharose:*

Saccharose ist vielleicht die bekannteste Form von Zucker, allgemein als Haushaltszucker bekannt. Sie wird aus Zuckerrohr und Zuckerrüben durch einen Prozess aus Zerkleinern, Kochen und Kristallisation extrahiert. Zuckerrohr wird hauptsächlich in tropischen Regionen angebaut, während Zuckerrüben in gemäßigten Klimazonen angebaut werden. Nach der Ernte wird der Saft von Zuckerrohr oder Zuckerrüben extrahiert und verarbeitet, um Verunreinigungen zu entfernen, was zu reinen Saccharosekristallen führt. Saccharose wird weit verbreitet als Süßungsmittel in Backwaren, Desserts, Getränken und verarbeiteten Lebensmitteln verwendet.

- *Glukose:*

Glukose, auch bekannt als Traubenzucker, ist ein einfacher Zucker, der als primäre Energiequelle für die Zellen des Körpers dient. Sie ist natürlich in Früchten, Gemüse und Honig vorhanden, sowie in Getreide und stärkehaltigen Lebensmitteln wie Brot, Pasta und Reis. Glukose wird nach der Verdauung direkt ins Blut aufgenommen und von den Zellen als Treibstoff verwendet. Überschüssige Glukose wird in der Leber und den

Muskeln als Glykogen für spätere Verwendung gespeichert. Neben ihrer Rolle als Energiequelle wird Glukose auch als Süßungsmittel in bestimmten Lebensmitteln und als Bestandteil von intravenösen Flüssigkeiten für medizinische Zwecke verwendet.

- *Fruktose:*

Fruktose ist ein weiterer natürlicher Zucker, der in Früchten, Gemüse und Honig vorkommt. Sie ist süßer als Saccharose und Glukose, was sie zu einem beliebten Süßungsmittel in vielen verarbeiteten Lebensmitteln und Getränken macht. Maissirup mit hohem Fruktosegehalt (HFCS), ein Süßungsmittel, das aus Maisstärke gewonnen wird, wird aufgrund seiner geringen Kosten und Vielseitigkeit weit verbreitet in der Lebensmittelindustrie eingesetzt. HFCS ist häufig in Softdrinks, Backwaren, Gewürzen und anderen verpackten Lebensmitteln zu finden. Während Fructose natürlich in Vollwertkost vorhanden ist und zu deren Geschmack und Süße beiträgt, wurde übermäßiger Konsum von HFCS mit verschiedenen Gesundheitsproblemen in Verbindung gebracht, darunter Fettleibigkeit, Insulinresistenz und Fettlebererkrankungen.

- *Laktose:*

Laktose ist ein Zucker, der natürlicherweise in Milch und Milchprodukten vorkommt. Er besteht aus Glucose- und Galactosemolekülen, die miteinander verbunden sind, und ist die Hauptkohlenhydratquelle in Säugetiermilch. Laktoseintoleranz, eine häufige Erkrankung, die einen signifikanten Teil der Weltbevölkerung betrifft, resultiert aus der Unfähigkeit des Körpers, genügend des Enzyms Laktase zu produzieren, das benötigt wird, um Laktose in seine Bestandteile zu zerlegen. Personen mit Laktoseintoleranz können nach dem Verzehr von Milchprodukten Verdauungsprobleme wie Blähungen, Gasbildung und Durchfall erleben. Für diejenigen, die keine Laktose vertragen, gibt es laktosefreie Alternativen wie laktosefreie Milch und milchfreie Produkte.

- *Maltose:*

Maltose ist ein Disaccharid, das aus zwei Glucosemolekülen besteht, die miteinander verbunden sind. Es entsteht während der Keimung von Getreide wie Gerste und ist daher in gemälztem Getreide und maltbasierten Produkten vorhanden. Maltose ist weniger süß als Saccharose und wird häufig beim Bierbrauen verwendet, wo es während des Gärungsprozesses als Quelle für vergärbare Zucker für die Hefe dient. Es findet sich auch in bestimmten Backwaren, Bonbons und Süßungsmitteln.

Das Verständnis der verschiedenen Zuckerarten und ihrer Quellen ist entscheidend, um informierte Ernährungsentscheidungen zu treffen und die allgemeine Gesundheit zu erhalten. Indem man die Aufnahme moderiert und wann immer möglich natürliche Zuckerquellen wählt, können Einzelpersonen ihr Wohlbefinden unterstützen und das Risiko von chronischen Krankheiten, die mit übermäßigem Zuckerkonsum verbunden sind, verringern.

DIE WISSENSCHAFT HINTER ZUCKER

1. Wie der Körper Zucker verarbeitet:

Zucker spielt in seinen verschiedenen Formen eine bedeutende Rolle bei der Energieversorgung des Körpers. Allerdings ist es entscheidend für die Aufrechterhaltung der allgemeinen Gesundheit und des Wohlbefindens, zu verstehen, wie der Körper Zucker verarbeitet. Wenn wir Zucker konsumieren, sei es aus natürlichen Quellen wie Früchten oder zugesetztem Zucker in verarbeiteten Lebensmitteln, durchläuft er einen komplexen Stoffwechselprozess.

- *Verdauung und Aufnahme:*

Der Prozess beginnt im Mund, wo Enzyme im Speichel damit beginnen, Kohlenhydrate, einschließlich Zucker, in kleinere Moleküle abzubauen. Wenn zuckerreiche Lebensmittel durch den Verdauungstrakt wandern, werden sie weiter durch Enzyme abgebaut, die von der Bauchspeicheldrüse und dem Dünndarm freigesetzt werden. Im Falle von einfachen Zuckern wie Glukose und Fruktose werden sie direkt durch die Wände des Dünndarms in den Blutkreislauf aufgenommen. Diese schnelle Aufnahme führt zu einem Anstieg des Blutzuckerspiegels, der die Freisetzung von Insulin auslöst, einem Hormon, das den Zellen hilft, Glukose für Energie oder Speicherung aufzunehmen.

- *Regulierung des Blutzuckerspiegels:*

Insulin spielt eine entscheidende Rolle bei der Regulierung des Blutzuckerspiegels. Wenn der Blutzuckerspiegel nach dem Verzehr einer zuckerreichen Mahlzeit steigt, wird Insulin von der Bauchspeicheldrüse freigesetzt, um die Aufnahme von Glukose in die Zellen zu erleichtern. Dies hilft, den Blutzuckerspiegel zu senken und den Zellen die benötigte Energie für eine ordnungsgemäße Funktion bereitzustellen. Übermäßiger Zuckerkonsum kann jedoch zu Insulinresistenz führen, bei der die Zellen weniger auf die Signale des Insulins reagieren und zu einem erhöhten Blutzuckerspiegel führen.

- *Energieproduktion:*

Sobald es sich in den Zellen befindet, durchläuft Glukose die Glykolyse, eine Reihe biochemischer Reaktionen, die Glukosemoleküle abbauen, um Adenosintriphosphat (ATP) zu produzieren, die primäre Energiequelle für zelluläre Prozesse. Überschüssige Glukose, die nicht sofort für Energie benötigt wird, wird in Glykogen umgewandelt und in der Leber und den Muskeln für zukünftige Verwendung gespeichert. Es gibt jedoch eine Grenze für die Glykogenspeicherkapazität des Körpers, und jede überschüssige Glukose über diese Grenze hinaus wird in Fett für langfristige Speicherung umgewandelt.

- *Rolle von Ballaststoffen:*

Ballaststoffe, die in Obst, Gemüse, Vollkornprodukten und Hülsenfrüchten vorkommen, spielen eine entscheidende Rolle dabei, die Aufnahme von Zucker zu verlangsamen und schnelle Spitzen im Blutzuckerspiegel zu verhindern. Lösliche Ballaststoffe bilden eine gelartige Substanz im Verdauungstrakt, was die Verdauung und Aufnahme von

Kohlenhydraten, einschließlich Zucker, verlangsamt. Dies fördert ein Gefühl der Sättigung, stabilisiert den Blutzuckerspiegel und unterstützt die Darmgesundheit.

- *Rolle von Hormonen:*

Neben Insulin spielen auch andere Hormone eine Rolle bei der Regulation des Blutzuckerspiegels und der Reaktion des Körpers auf den Konsum von Zucker. Glucagon wird beispielsweise von der Bauchspeicheldrüse freigesetzt, wenn der Blutzuckerspiegel niedrig ist, und signalisiert der Leber, gespeichertes Glykogen in den Blutkreislauf freizusetzen, um den Blutzuckerspiegel zu erhöhen. Darüber hinaus können Hormone wie Leptin und Ghrelin, die den Hunger und das Appetitgefühl regulieren, durch den Zuckerkonsum beeinflusst werden. Der Verzehr von zuckerreichen Lebensmitteln kann das Gleichgewicht dieser Hormone stören und zu erhöhtem Hunger, Heißhungerattacken und übermäßigem Essen führen.

- *Auswirkungen auf den Stoffwechsel:*

Der Stoffwechsel von Zucker kann weitreichende Auswirkungen auf den Gesamtstoffwechsel haben. Übermäßiger Zuckerkonsum wurde mit dem metabolischen Syndrom in Verbindung gebracht, einem Cluster von Erkrankungen, die das Risiko für Herzerkrankungen, Schlaganfall und Typ-2-Diabetes erhöhen. Das metabolische Syndrom ist gekennzeichnet durch Insulinresistenz, hohe Blutzuckerspiegel, hohen Blutdruck und abnormale Cholesterinspiegel. Die Auswirkungen des übermäßigen Zuckerkonsums auf den Stoffwechsel werden im nächsten Abschnitt weiter erläutert.

- *Glykämischer Index und Last:*

Der glykämische Index (GI) und die glykämische Last (GL) sind Maße, die anzeigen, wie schnell und in welchem Maße ein Lebensmittel den Blutzuckerspiegel erhöht. Lebensmittel mit einem hohen GI oder GL verursachen einen raschen Anstieg des Blutzuckerspiegels, während solche mit einem niedrigen GI oder GL zu einem langsameren, graduelleren Anstieg führen. Die Auswahl von Lebensmitteln mit einem niedrigeren GI und GL, wie Vollkornprodukten, Hülsenfrüchten, Obst und Gemüse, kann dazu beitragen, den Blutzuckerspiegel zu stabilisieren und das Risiko von Insulinresistenz und Stoffwechselstörungen zu verringern.

- *Psychologische Auswirkungen:*

Neben seinen physiologischen Auswirkungen kann der Konsum von Zucker auch psychologische Effekte haben. Die rapiden Schwankungen des Blutzuckerspiegels durch den Verzehr von zuckerreichen Lebensmitteln können zu

Stimmungsschwankungen, Reizbarkeit, Müdigkeit und Konzentrationsschwierigkeiten führen. Darüber hinaus können die süchtig machenden Eigenschaften von Zucker zu Heißhungerattacken und zwanghaftem Überessen beitragen, was zu einem Kreislauf der Abhängigkeit von zuckerhaltigen Lebensmitteln führt.

Das Verständnis dafür, wie der Körper Zucker verarbeitet und wie dies den Stoffwechsel beeinflusst, ist entscheidend für fundierte Ernährungsentscheidungen und die Förderung der allgemeinen Gesundheit. Indem man den Zuckerkonsum moderiert, nährstoffreiche Lebensmittel wählt und Lebensgewohnheiten integriert, die die Stoffwechselgesundheit unterstützen, können Einzelpersonen ihr Risiko für Stoffwechselerkrankungen reduzieren und ihr Wohlbefinden verbessern.

Während wir uns weiter mit den Auswirkungen von Zucker auf den Stoffwechsel beschäftigen, werden wir im nächsten Abschnitt untersuchen, wie übermäßiger Zuckerkonsum Stoffwechselwege stören, zu Gewichtszunahme führen und das Risiko chronischer Krankheiten erhöhen kann. Das Verständnis dieser Effekte ist entscheidend für die Entwicklung von Strategien zur Minderung der negativen

Auswirkungen von Zucker auf den Stoffwechsel und zur Förderung der Stoffwechselgesundheit. Lassen Sie uns im folgenden Abschnitt die komplexe Beziehung zwischen Zucker und Stoffwechsel aufdecken.

2. Auswirkungen von Zucker auf den Stoffwechsel:

Zucker in seinen verschiedenen Formen hat tiefgreifende Auswirkungen auf den Stoffwechsel und beeinflusst Prozesse, die den Energiehaushalt, die Insulinsensitivität und die allgemeine Stoffwechselgesundheit regulieren. Das Verständnis dieser Effekte ist entscheidend, um den wachsenden Bedenken hinsichtlich des übermäßigen Zuckerkonsums und dessen Auswirkungen auf die öffentliche Gesundheit gerecht zu werden.

- *Insulinresistenz:*

Eine der Hauptfolgen des übermäßigen Zuckerkonsums ist die Entwicklung von Insulinresistenz. Insulinresistenz tritt auf, wenn Zellen im Körper weniger auf das Hormon Insulin reagieren, das eine wichtige Rolle bei der Regulierung des Blutzuckerspiegels spielt. Als Folge produziert die Bauchspeicheldrüse mehr Insulin, um diese Resistenz auszugleichen, was zu erhöhten Insulinspiegeln im Blut führt. Im Laufe der Zeit kann dies zur Entwicklung von Typ-2-Diabetes beitragen, da Zellen zunehmend nicht mehr in der Lage sind, Glukose aus dem Blut aufzunehmen, was zu chronisch erhöhten Blutzuckerspiegeln führt.

- *Gewichtszunahme und Fettleibigkeit:*

Hochzuckerhaltige Ernährung wurde stark mit Gewichtszunahme und Fettleibigkeit in Verbindung gebracht, die beide Risikofaktoren für zahlreiche chronische Krankheiten sind, einschließlich Typ-2-Diabetes, Herz-Kreislauf-Erkrankungen und bestimmten Krebsarten. Der übermäßige Verzehr von Zucker trägt auf mehrere Weisen zur Gewichtszunahme bei. Erstens sind zuckerhaltige Lebensmittel und Getränke oft kalorienreich, aber arm an Nährstoffen, was zu einem Überkonsum von Energie ohne Bereitstellung essentieller Nährstoffe für Sättigung und Stoffwechselgesundheit führt. Zweitens wurde gezeigt, dass Fruktose, eine Komponente von Haushaltszucker (Saccharose) und Maissirup mit hohem Fruktosegehalt, die Fettansammlung in der Leber fördert, wenn sie im Übermaß konsumiert wird, was zur Entwicklung von nichtalkoholischer Fettlebererkrankung (NAFLD) und Insulinresistenz beiträgt.

- *Dyslipidämie:*

Hochzuckerdiäten wurden gezeigt, dass sie den Lipidstoffwechsel negativ beeinflussen, was zu einer Dyslipidämie führt, die durch erhöhte Triglyceridspiegel, LDL-Cholesterin und verminderte HDL-Cholesterinwerte gekennzeichnet ist. Ein übermäßiger Zuckerkonsum, insbesondere von Fruktose, kann die Leber stimulieren, mehr Triglyceride zu produzieren, die dann in den Blutkreislauf freigesetzt werden und das Risiko von Arteriosklerose und Herz-Kreislauf-Erkrankungen erhöhen. Darüber hinaus geht die Dyslipidämie oft mit Insulinresistenz und abdomineller Fettleibigkeit einher, was die Stoffwechseldysfunktion weiter verschlimmert.

- *Entzündung:*

Chronische minderwertige Entzündung ist ein charakteristisches Merkmal von Stoffwechseldysfunktionen und wird mit der Entwicklung von Insulinresistenz, Typ-2-Diabetes und Herz-Kreislauf-Erkrankungen in Verbindung gebracht. Hochzuckerdiäten haben gezeigt, dass sie Entzündungen durch mehrere Mechanismen fördern, darunter die Produktion von proinflammatorischen Zytokinen, die Aktivierung entzündlicher Signalwege und oxidativen Stress.

- *Störung der Appetitregulation:*

Der Konsum von zuckerhaltigen Lebensmitteln und Getränken kann die Regulation des Appetits stören und zu vermehrtem Hunger, Verlangen und übermäßigem Essen führen. Im Gegensatz zu Vollwertkost, die lebenswichtige Nährstoffe liefert und ein Sättigungsgefühl fördert, bieten zuckerhaltige Lebensmittel und Getränke einen schnellen Zustrom von Kalorien, ohne ein Gefühl der Fülle oder Zufriedenheit zu fördern. Dies kann zu einem Teufelskreis aus übermäßigem Verzehr, Gewichtszunahme und Störungen des Stoffwechsels führen.

- *Störung der Darmmikrobiota:*

Neueste Forschungsergebnisse legen nahe, dass ein hoher Zuckerkonsum die Zusammensetzung und Funktion der Darmmikrobiota stören kann, der Billionen von Mikroorganismen, die den Magen-Darm-Trakt besiedeln und eine entscheidende Rolle für die Stoffwechselgesundheit spielen. Ein übermäßiger Zuckerkonsum kann das Gleichgewicht zwischen nützlichen und schädlichen Bakterien im Darm verändern, was zu Dysbiose, Entzündungen und beeinträchtigter Darmbarrierefunktion führen kann. Diese Dysregulation der Darmmikrobiota wurde mit der Entwicklung verschiedener Stoffwechselerkrankungen wie Fettleibigkeit, Insulinresistenz und entzündlichen Darmerkrankungen in Verbindung gebracht. Daher könnten Interventionen zur Modulation der Darmmikrobiota, wie die Nahrungsergänzung mit Ballaststoffen und probiotische Therapie, vielversprechende Strategien zur Verbesserung der Insulinsensitivität und Stoffwechselgesundheit bieten.

- *Erhöhtes Risiko für chronische Krankheiten:*

Die kumulativen Auswirkungen von Zucker auf den Stoffwechsel erhöhen das Risiko, eine Vielzahl chronischer Krankheiten zu entwickeln, darunter Typ-2-Diabetes, Herz-Kreislauf-Erkrankungen, nicht-alkoholische Fettlebererkrankungen (NAFLD) und bestimmte Krebsarten. Übermäßiger Zuckerkonsum trägt zur Entwicklung und Verschlimmerung dieser Krankheiten bei, indem er sich auf die ~~Insulinempfindlichkeit, den Lipidstoffwechsel, die Entzündung~~, den oxidativen Stress und die Regulation des Appetits auswirkt. Darüber hinaus treten diese Stoffwechselstörungen häufig gemeinsam auf, verstärken sich gegenseitig und erhöhen das Risiko für negative Gesundheitsauswirkungen.

- *Wechselwirkung mit anderen Ernährungsfaktoren:*

Es ist wichtig zu erkennen, dass die Auswirkungen von Zucker auf den Stoffwechsel von verschiedenen Ernährungs- und Lebensstilfaktoren beeinflusst werden, einschließlich der allgemeinen Qualität der Ernährung, der Kalorienzufuhr, des körperlichen Aktivitätsniveaus und der genetischen Veranlagung. Während die Reduzierung des Zuckerkonsums ein wichtiger Schritt zur Verbesserung des Stoffwechsels ist, sollte dies Teil eines umfassenden Ansatzes sein, der eine ausgewogene Ernährung mit vielen ganzen, minimal verarbeiteten Lebensmitteln, regelmäßiger körperlicher Aktivität, Stressbewältigung und ausreichendem Schlaf umfasst.

Zusammenfassend sind die Auswirkungen von Zucker auf den Stoffwechsel komplex und vielschichtig und umfassen eine Vielzahl physiologischer Prozesse, die den Energiehaushalt, die Insulinsensitivität, die Entzündung und die allgemeine Gesundheit regulieren. Indem man diese Effekte versteht und ihre Auswirkungen auf den Stoffwechsel berücksichtigt, können Einzelpersonen informierte Ernährungsentscheidungen treffen, um die nachteiligen Auswirkungen von Zucker zu mildern und langfristiges

Wohlbefinden zu fördern. Es ist jedoch auch wichtig, die breiteren gesellschaftlichen Faktoren anzugehen, die zu einem übermäßigen Zuckerkonsum beitragen, wie Lebensmittelmarketing, Verfügbarkeit und sozioökonomische Disparitäten, um Umgebungen zu schaffen, die gesunde Ernährungsgewohnheiten unterstützen.

Die schädlichen Auswirkungen des Zuckerkonsums gehen über die metabolische Gesundheit hinaus und haben bedeutende Auswirkungen auf das geistige und emotionale Wohlbefinden. Im nächsten Abschnitt werden wir das Konzept der Zuckersucht und ihre potenziellen Auswirkungen auf Verhalten, Gehirnfunktion und psychische Gesundheit untersuchen.

3. Zuckersucht und deren Auswirkungen:

Das Konzept der Zuckersucht und ihre Implikationen haben in den letzten Jahren zunehmende Aufmerksamkeit erhalten, da Forscher und Gesundheitsfachkräfte die süchtig machenden Eigenschaften von Zucker und deren Auswirkungen auf Verhalten, Gehirnfunktion und psychische Gesundheit zu verstehen versuchen. Obwohl die Zuckersucht innerhalb der wissenschaftlichen Gemeinschaft nach wie vor ein umstrittenes Thema ist, häuft sich die Evidenz, die darauf hinweist, dass übermäßiger Zuckerkonsum zu süchtigen Verhaltensweisen führen und zur Entwicklung verschiedener psychologischer und psychiatrischer Störungen beitragen kann.

Die Zuckersucht wird angenommen, komplexe neurobiologische Mechanismen einzubeziehen, die das Belohnungssystem im Gehirn beeinflussen, insbesondere den mesolimbischen Dopaminweg, der eine zentrale Rolle bei Motivation, Vergnügen und Verstärkung spielt. Der Konsum von Zucker löst die Freisetzung von Dopamin, einem Neurotransmitter, der mit Gefühlen von Vergnügen und Belohnung verbunden ist, in den Belohnungszentren des Gehirns aus, was einen verstärkenden Effekt erzeugt, der zu wiederholtem Konsum führt. Im Laufe der Zeit kann die chronische Exposition gegenüber hohen Zuckerspiegeln zu Neuroadaptationen im Gehirn führen, die zu Toleranz, Abhängigkeit und Verlangen ähnlich denen bei Suchtstoffen führen.

Personen mit Zuckersucht können charakteristische Verhaltensmuster aufweisen, darunter Heißhunger auf zuckerhaltige Lebensmittel und Getränke, den Verlust der Kontrolle über den Konsum, die fortgesetzte Nutzung trotz negativer Konsequenzen und Entzugssymptome, wenn die Zuckeraufnahme reduziert oder eingestellt wird. Diese Heißhungerattacken und zwanghaften Verhaltensweisen können zu einem Teufelskreis aus übermäßigem Essen und Gewichtszunahme beitragen und die Sucht weiter verschlimmern.

Die Zuckersucht kann tiefgreifende psychologische und emotionale Auswirkungen haben, die sich auf die Stimmung, Kognition und die psychische Gesundheit auswirken. Übermäßiger Zuckerkonsum wurde mit Stimmungsschwankungen, Reizbarkeit, Angstzuständen, Depressionen und anderen Stimmungsstörungen in Verbindung gebracht, möglicherweise aufgrund von Schwankungen im Blutzuckerspiegel und Veränderungen in der Signalgebung der Neurotransmitter. Darüber hinaus können die süchtig machenden Eigenschaften von Zucker zu Gefühlen von Schuld, Scham und geringem Selbstwertgefühl beitragen und somit den Suchtkreislauf weiter aufrechterhalten.

Der chronische Konsum von Zucker wurde gezeigt, die Gehirnfunktion und kognitive Leistung zu beeinträchtigen, indem er das Gedächtnis, das Lernen und die exekutive Funktion beeinträchtigt. Ein hoher Zuckerkonsum wurde mit einer verringerten Hippocampusvolumen assoziiert, einer Gehirnregion, die für die Gedächtnisbildung und emotionale Regulation entscheidend ist, sowie mit beeinträchtigter synaptischer Plastizität und Neurogenese. Diese neurobiologischen Veränderungen könnten den beobachteten kognitiven Defiziten bei Personen mit Zuckersucht zugrunde liegen.

Die Zuckersucht tritt häufig zusammen mit anderen Essstörungen auf, wie der Ess-Brech-Sucht und der Bulimie, sowie mit Substanzstörungen, einschließlich Alkohol- und Drogensucht. Gemeinsame neurobiologische Wege und Verhaltensmechanismen können zu der Überlappung zwischen diesen Zuständen beitragen und betonen die Notwendigkeit umfassender Behandlungsansätze, die zugrunde liegende psychologische, physiologische und Umweltfaktoren berücksichtigen.

Eine effektive Behandlung und Bewältigung der Zuckersucht erfordert einen multidisziplinären Ansatz, der sowohl die physischen als auch die psychologischen Aspekte der Erkrankung berücksichtigt. Verhaltensinterventionen wie kognitive Verhaltenstherapie (KVT) und auf Achtsamkeit basierende Ansätze können dazu beitragen, dass Personen

Bewältigungsstrategien entwickeln, Heißhunger regulieren und fehlangepasste Essverhalten ändern können. Ernährungsberatung und Aufklärung über gesunde Ernährungsgewohnheiten sind ebenfalls wesentliche Bestandteile der Behandlung, wobei die Bedeutung ausgewogener Ernährung, Portionskontrolle und achtsamer Esspraktiken betont wird.

Die weit verbreitete Prävalenz von Zuckersucht stellt ein großes öffentliches Gesundheitsproblem dar und hat tiefgreifende Auswirkungen auf die Bevölkerungsgesundheit, Gesundheitskosten und Gesundheitssysteme. Der zunehmende Konsum von zuckerhaltigen Lebensmitteln und Getränken, verbunden mit einem sitzenden Lebensstil und Umweltfaktoren, die ungesunde Ernährungsentscheidungen fördern, hat zur globalen Epidemie der Fettleibigkeit und der steigenden Belastung durch chronische Krankheiten beigetragen. Die Bewältigung von Zuckersucht erfordert umfassende Strategien auf individueller, Gemeinschafts- und politischer Ebene, einschließlich Aufklärung, Regulierung, Besteuerung und öffentlicher Gesundheitskampagnen zur Förderung gesünderer Ernährungsmuster und Reduzierung des Zuckerkonsums.

Zusammenfassend ist Zuckersucht ein komplexes und vielschichtiges Phänomen mit bedeutenden Auswirkungen auf die körperliche, psychische und öffentliche Gesundheit. Das Verständnis der neurobiologischen Mechanismen, Verhaltensmuster und gesundheitlichen Folgen von Zuckersucht ist entscheidend für die Entwicklung wirksamer Präventions- und Behandlungsstrategien. Durch Aufklärung, Förderung gesunder Lebensstilentscheidungen und die Umsetzung evidenzbasierter Interventionen können wir die negativen Auswirkungen von Zuckersucht mindern und die Gesundheit und das Wohlbefinden von Einzelpersonen und Gemeinschaften weltweit verbessern.

GESUNDHEITLICHE AUSWIRKUNGEN DES ÜBERMÄßIGEN ZUCKERKONSUMS

1. Fettleibigkeit und Gewichtszunahme:

Die Fettleibigkeit ist ein komplexer, multifaktorieller Zustand, der durch übermäßige Ansammlung von Körperfett gekennzeichnet ist und weitreichende Auswirkungen auf die allgemeine Gesundheit und das Wohlbefinden haben kann. Während genetische, Umwelt- und sozioökonomische Faktoren eine wesentliche Rolle bei der Entstehung von Fettleibigkeit spielen, sind Ernährungsgewohnheiten, einschließlich übermäßigen Zuckerkonsums, bedeutende Faktoren. Dieser Abschnitt untersucht die Beziehung zwischen Zuckerkonsum, Fettleibigkeit und Gewichtszunahme und hebt die Mechanismen hinter diesen Zusammenhängen sowie die globale Auswirkung von Fettleibigkeit als öffentliche Gesundheitskrise hervor.

- *Mechanismen der zuckerinduzierten Gewichtszunahme:*

Der Konsum zuckerreicher Lebensmittel und Getränke kann durch verschiedene physiologische Mechanismen zur Gewichtszunahme beitragen. Zuckerhaltige Lebensmittel und Getränke sind typischerweise kalorienreich, aber wenig sättigend, was zu übermäßigem Verzehr und einem positiven Energiehaushalt führt. Darüber hinaus hat Fructose, eine Komponente von Haushaltszucker (Saccharose) und Maissirup mit hohem Fructosegehalt (HFCS), einzigartige Stoffwechseleffekte, die die Fettspeicherung fördern und die Regulation des Appetits hemmen. Übermäßiger

Fructosekonsum kann die Lipogenese in der Leber stimulieren, was zur Synthese von Triglyceriden und zur Anhäufung von Fettgewebe führt, insbesondere von viszeralem Fettgewebe, das mit einem erhöhten kardiometabolischen Risiko verbunden ist.

- *Auswirkungen von zuckerhaltigen Getränken:*

Zuckerhaltige Getränke, wie Limonade, Fruchtsaft und Energy-Drinks, sind eine Hauptquelle für zugesetzten Zucker in der Ernährung und wurden in zahlreichen Studien mit Gewichtszunahme und Fettleibigkeit in Verbindung gebracht. Die flüssige Form von Zuckerhaltige Getränke umgeht die Sättigungssignale und ermöglicht eine schnelle Aufnahme großer Mengen Zucker und Kalorien, ohne dass der Hunger entsprechend abnimmt. Längsschnittstudien haben konstant positive Zusammenhänge zwischen dem Konsum von Zuckerhaltige Getränke und Gewichtszunahme sowie ein erhöhtes Risiko für Fettleibigkeit und damit verbundene Stoffwechselstörungen wie Typ-2-Diabetes und Herz-Kreislauf-Erkrankungen gezeigt.

- *Hochzuckerdiäten und Adipositas:*

Hochzuckerdiäten wurden mit der Entwicklung von Adipositas in Verbindung gebracht, insbesondere mit zentraler

Adipositas, die durch überschüssige Fettansammlung um den Bauchraum und die inneren Organe gekennzeichnet ist. Überschüssiges viszerales Fett ist metabolisch aktiv und schüttet entzündliche Zytokine und Adipokine aus, was zu systemischer Entzündung, Insulinresistenz und Dyslipidämie beiträgt. Chronische Entzündungen und eine Dysregulation des Lipidstoffwechsels verschlimmern das Risiko für adipositasbedingte Begleiterkrankungen, einschließlich metabolischem Syndrom, Fettlebererkrankungen und kardiovaskulären Komplikationen.

- *Kindesübergewicht und Zuckerkonsum:*

Der Konsum von zuckerhaltigen Lebensmitteln und Getränken während der Kindheit hat bedeutende Auswirkungen auf langfristige Gesundheitsergebnisse, da eine frühzeitige Exposition gegenüber hochzuckerhaltigen Diäten Einzelpersonen später im Leben anfällig für Fettleibigkeit und Stoffwechselstörungen machen kann. Kinder und Jugendliche, die übermäßige Mengen an Zucker konsumieren, haben ein höheres Risiko, Fettleibigkeit, Insulinresistenz und andere kardiometabolische Risikofaktoren zu entwickeln, was den Weg für einen lebenslangen Kampf mit dem Gewichtsmanagement und der Prävention chronischer Krankheiten ebnet.

- *Globale Last der Fettleibigkeit:*

Fettleibigkeit hat sich als globale Pandemie herausgebildet und betrifft Personen jeden Alters, Geschlechts und jeder sozioökonomischen Herkunft weltweit. Die Prävalenz von Fettleibigkeit ist in den letzten Jahrzehnten dramatisch angestiegen, angetrieben durch Veränderungen in den Ernährungsgewohnheiten, sitzende Lebensweisen und Umweltfaktoren, die ein Ungleichgewicht im Energiehaushalt fördern. Fettleibigkeit ist mit einer Vielzahl von Gesundheitsfolgen verbunden, darunter ein erhöhtes Risiko für vorzeitige Mortalität, Behinderung und eine verminderte Lebensqualität. Die wirtschaftliche Belastung von Fettleibigkeit für Gesundheitssysteme und die Gesellschaft insgesamt ist erheblich und umfasst direkte medizinische Kosten, Produktivitätsverluste und soziale Ungleichheiten.

- *Strategien zur Prävention und Behandlung von Fettleibigkeit:*

Die Bekämpfung der Fettleibigkeits-Epidemie erfordert einen vielschichtigen Ansatz, der verschiedene Ebenen der Intervention umfasst. Auf individueller Ebene können die Förderung gesunder Ernährungsgewohnheiten, wie die Reduzierung des Zuckerkonsums, die Erhöhung des Verzehrs von Obst und Gemüse und die Einhaltung von Portionskontrolle, dazu beitragen, übermäßige Gewichtszunahme zu verhindern und Gewichtsverlust zu fördern. Die Förderung regelmäßiger körperlicher Aktivität und die Begrenzung von Bewegungsmangel sind ebenfalls entscheidende Bestandteile eines gesunden Lebensstils. Durch gemeinsame Anstrengungen auf individueller, Gemeinschafts- und politischer Ebene können wir Umgebungen schaffen, die gesunde Entscheidungen unterstützen und Einzelpersonen befähigen, ein gesundes Gewicht zu erreichen und aufrechtzuerhalten.

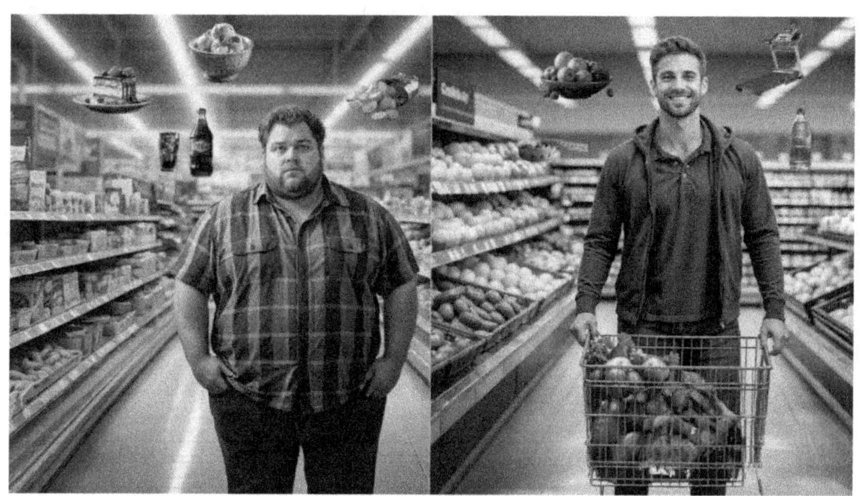

Unser Lebensstil, unsere Ernährungswahl und Essgewohnheiten spielen die Hauptrolle bei Gewichtszunahme und Fettleibigkeit.

Darüber hinaus kann die Förderung von Ernährungsbildung und der Zugang zu erschwinglichen, nahrhaften Lebensmitteln in Schulen, Arbeitsstätten und Gemeinden dazu beitragen, Umgebungen zu schaffen, die gesunde Entscheidungen unterstützen. Auf politischer Ebene können die Einführung von Vorschriften zur Begrenzung der Vermarktung und Verfügbarkeit von zuckerhaltigen Lebensmitteln und Getränken sowie die Einführung von Steuern oder Subventionen zur Förderung gesünderer Optionen dazu beitragen, den Verbrauch leerer Kalorien zu reduzieren und die gesundheitlichen Ergebnisse der Bevölkerung zu verbessern.

- *Rolle der Gesundheitsdienstleister:*

Gesundheitsdienstleister spielen eine entscheidende Rolle bei der Prävention und Behandlung von Fettleibigkeit, indem sie individuelle Ernährungsberatung anbieten, das Gewicht überwachen und Unterstützung für Verhaltensänderungen bieten. Die Untersuchung von Fettleibigkeitsrisikofaktoren wie erhöhtem Body-Mass-Index (BMI), Taillenumfang und Begleiterkrankungen ermöglicht eine frühzeitige Intervention und gezielte Behandlungsstrategien. Gesundheitsdienstleister können auch mit anderen Beteiligten wie Gesundheitsbehörden, Gemeindeorganisationen und politischen Entscheidungsträgern zusammenarbeiten, um sich für Richtlinien und Programme einzusetzen, die einen gesunden Lebensstil fördern und die Fettleibigkeitsprävalenz reduzieren.

- *Kulturelle und sozioökonomische Überlegungen:*

Es ist entscheidend, die kulturellen und sozioökonomischen Faktoren anzuerkennen, die Ernährungsgewohnheiten und Lebensstilverhalten beeinflussen sowie den Zugang zu Ressourcen für die Prävention und Behandlung von Fettleibigkeit. Sozioökonomisch benachteiligte Bevölkerungsgruppen sind überproportional von Fettleibigkeit betroffen und stoßen auf Hindernisse beim Zugang zu nahrhaften Lebensmitteln, sicheren Umgebungen für körperliche Aktivität und Gesundheitsdiensten. Die Bewältigung von Disparitäten in der Fettleibigkeit erfordert gezielte Interventionen, die soziale Determinanten der Gesundheit wie Armut, Nahrungsmittelunsicherheit und eingeschränkten Zugang zu Gesundheitsversorgung ansprechen. Kulturell angepasste Interventionen, die diverse kulturelle Normen, Werte und Traditionen respektieren, sind ebenfalls unerlässlich, um Gemeinschaften einzubinden und nachhaltige Verhaltensänderungen zu fördern.

Abschließend ist Fettleibigkeit eine komplexe, multifaktorielle Erkrankung mit erheblichen Auswirkungen auf die individuelle und Bevölkerungsgesundheit. Der übermäßige Konsum von Zucker ist ein Hauptfaktor der globalen Fettleibigkeits-Epidemie, was die Notwendigkeit umfassender Strategien zur Förderung gesünderer Ernährungsmuster und Lebensweisen unterstreicht. Indem wir die Ursachen von Fettleibigkeit angehen, einschließlich gesellschaftlicher, Umwelt- und Verhaltensfaktoren, können wir die Belastung durch fettleibigkeitsbedingte Krankheiten verringern und die allgemeine Gesundheit und das Wohlbefinden der Bevölkerungen weltweit verbessern.

Aufbauend auf der Diskussion über Fettleibigkeit und ihre gesundheitlichen Folgen wird der nächste Abschnitt die Beziehung zwischen übermäßigem Zuckerkonsum, Fettleibigkeit und der Entwicklung von Typ-2-Diabetes und Insulinresistenz untersuchen. Durch die Untersuchung der physiologischen Mechanismen, die diesen Zusammenhängen zugrunde liegen, und der Auswirkungen von Zucker auf den Glukosestoffwechsel können wir die Rolle der Ernährung bei der Vorbeugung und Behandlung von Diabetes besser verstehen. Bleiben Sie dran, während wir uns in das komplexe

Zusammenspiel zwischen Zuckerkonsum, Stoffwechselgesundheit und dem zunehmenden Auftreten von Diabetes weltweit vertiefen.

2. Diabetes und Insulinresistenz:

Diabetes ist eine Stoffwechselstörung, die durch erhöhte Blutzuckerspiegel aufgrund entweder unzureichender Insulinproduktion oder der Unfähigkeit des Körpers, Insulin effektiv zu nutzen, gekennzeichnet ist. Während Genetik und Lebensstilfaktoren zur Entwicklung von Diabetes beitragen, legen neue Erkenntnisse nahe, dass übermäßiger Zuckerkonsum eine bedeutende Rolle in der Pathogenese von Typ-2-Diabetes und Insulinresistenz spielt.

Wie bereits erklärt, ist Insulinresistenz ein Zustand, bei dem Zellen weniger empfindlich auf Insulinsignale reagieren. Die Mechanismen, die der durch Zucker verursachten Insulinresistenz zugrunde liegen, sind komplex und multifaktoriell. Ein vorgeschlagener Mechanismus beinhaltet die Ansammlung von Fett in Leber- und Muskelgewebe, ein Prozess, der als Ektopische Fettdeposition bekannt ist. Übermäßiger Zuckerkonsum fördert die Umwandlung von Glukose in Fettsäuren in der Leber, was zu hepatischer Steatose

(Fettleber) führt und die Insulinsignalwege beeinträchtigt. Darüber hinaus kann ein hoher Zuckerkonsum die Freisetzung von proinflammatorischen Zytokinen und oxidativem Stress stimulieren, was die Insulinresistenz weiter verschlimmert und die Dysfunktion der pankreatischen Betazellen fördert.

Epidemiologische Studien haben wiederholt eine starke Assoziation zwischen dem Konsum von zuckerhaltigen Getränken und dem Risiko der Entwicklung von Typ-2-Diabetes gezeigt. Eine systematische Überprüfung und Metaanalyse, veröffentlicht im Journal "Diabetologia", ergab, dass jede zusätzliche Portion zuckerhaltiger Getränke pro Tag mit einem 13%igen Anstieg des Risikos für die Entwicklung von Typ-2-Diabetes verbunden war. Darüber hinaus haben Beobachtungsstudien gezeigt, dass Personen mit dem höchsten Verzehr von zugesetztem Zucker ein signifikant höheres Risiko für die Entwicklung von Insulinresistenz und metabolischem Syndrom haben - einem Cluster von Risikofaktoren für Herz-Kreislauf-Erkrankungen und Typ-2-Diabetes.

Die schädlichen Auswirkungen von Zucker auf die Insulinsensitivität beschränken sich nicht nur auf Personen mit Fettleibigkeit oder Stoffwechselstörungen. Selbst bei schlanken, gesunden Personen kann übermäßiger Zuckerkonsum die Glukosetoleranz beeinträchtigen und im Laufe der Zeit das Risiko für Insulinresistenz erhöhen. Dies unterstreicht die Bedeutung von Ernährungsinterventionen, die darauf abzielen, den Zuckerkonsum zu reduzieren und gesündere Alternativen zu fördern, wie ganze Früchte, Gemüse und komplexe Kohlenhydrate.

Darüber hinaus legen neuere Forschungsergebnisse nahe, dass ein hoher Zuckerkonsum durch epigenetische Mechanismen zur Entwicklung von Insulinresistenz beitragen kann. Epigenetische Modifikationen wie DNA-Methylierung und Histonen-Acetylierung können Genexpressionsmuster verändern, ohne die zugrunde liegende DNA-Sequenz zu verändern. Mehrere Studien haben gezeigt, dass übermäßiger Zuckerkonsum epigenetische Veränderungen in Genen auslösen kann, die an der Insulinsignalgebung und dem Glukosestoffwechsel beteiligt sind, was zu einer Beeinträchtigung der Insulinsensitivität und der Glukosehomöostase führt.

Neben seinen Auswirkungen auf die Insulinsensitivität wurde übermäßiger Zuckerkonsum auch in die Pathogenese anderer Stoffwechselstörungen wie Dyslipidämie und nicht-alkoholische Fettlebererkrankung (NAFLD) einbezogen. Ein hoher Zuckerkonsum kann die hepatische Lipogenese und die Triglyceridsynthese erhöhen, was zu erhöhten Serumtriglyceridspiegeln und reduzierten Spiegeln von High-Density-Lipoprotein (HDL)-Cholesterin führt. Darüber hinaus wird Fructose, ein Bestandteil von Saccharose und Maissirup mit hohem Fructosegehalt, hauptsächlich in der Leber metabolisiert und kann die Entwicklung einer hepatischen Steatose und Insulinresistenz fördern. Diese Stoffwechselstörungen tragen zur Entwicklung einer atherogenen Dyslipidämie bei und erhöhen das Risiko für Herz-Kreislauf-Erkrankungen.

Angesichts der vielschichtigen Auswirkungen übermäßigen Zuckerkonsums auf den Stoffwechsel ist es unerlässlich, umfassende Strategien zur Reduzierung des Zuckerkonsums und zur Förderung gesünderer Ernährungsgewohnheiten umzusetzen. Öffentliche Gesundheitsinitiativen wie die Besteuerung von Zucker, die Kennzeichnung auf der Vorderseite der Verpackung und Beschränkungen bei der Vermarktung von zuckerhaltigen Lebensmitteln und Getränken für Kinder können dazu beitragen, Umgebungen zu schaffen, die gesündere

Entscheidungen unterstützen. Darüber hinaus spielen Gesundheitsdienstleister eine entscheidende Rolle bei der Aufklärung von Patienten über die Gesundheitsrisiken übermäßigen Zuckerkonsums und bei der Bereitstellung von Anleitungen zur Ernährungsumstellung zur Verbesserung des Stoffwechsels.

Im nächsten Abschnitt werden wir die Beziehung zwischen übermäßigem Zuckerkonsum und Herz-Kreislauf-Erkrankungen, einschließlich koronarer Herzkrankheit, Schlaganfall und Hypertonie, untersuchen. Wir werden die zugrunde liegenden Mechanismen, die den Zusammenhang zwischen Zuckerkonsum und kardiovaskulärem Risiko erklären, untersuchen und Strategien zur Vorbeugung und Behandlung dieser Erkrankungen durch Ernährungsumstellungen und Lebensstiländerungen diskutieren.

3. Herzerkrankungen:

Herzerkrankungen (CVDs) stellen eine Gruppe von Störungen dar, die das Herz und die Blutgefäße betreffen, darunter koronare Herzkrankheit, Schlaganfall und Hypertonie. Diese Bedingungen gehören zu den führenden Ursachen für Morbidität und Mortalität weltweit und machen jedes Jahr

Millionen von Todesfällen aus. Während genetische Faktoren eine Rolle bei der Anfälligkeit für CVDs spielen, tragen auch Lebensstil- und Ernährungsgewohnheiten, einschließlich übermäßigem Zuckerkonsum, wesentlich zu ihrer Entwicklung und Progression bei.

Die koronare Herzkrankheit (KHK) ist die häufigste Form von Herzkrankheiten und tritt auf, wenn die Koronararterien, die das Herzgewebe mit Blut versorgen, durch Ablagerungen von Plaque verengt oder blockiert werden. Diese Plaque besteht aus Cholesterin, Fettsubstanzen, Calcium und anderen Zellabfallprodukten, und ihre Bildung wird durch hohe Konzentrationen von zirkulierendem Zucker und Fett im Blut beschleunigt. Übermäßiger Zuckerkonsum, insbesondere von raffinierten Zuckern und zuckerhaltigen Getränken, wurde mit einem erhöhten Risiko für KHK in Verbindung gebracht, indem er Entzündungen, oxidativen Stress und endotheliale Dysfunktion fördert, die alle zur Entwicklung von Atherosklerose beitragen, der zugrunde liegenden Pathologie der KHK.

Ebenso kann ein Schlaganfall, eine Erkrankung, die durch den plötzlichen Verlust des Blutflusses zum Gehirn gekennzeichnet ist, durch die Okklusion von Hirnarterien durch ein Blutgerinnsel (ischämischer Schlaganfall) oder durch das

Reißen eines Blutgefäßes im Gehirn (hämorrhagischer Schlaganfall) verursacht werden. Ein hoher Zuckerkonsum wurde mit einem erhöhten Schlaganfallrisiko in Verbindung gebracht, aufgrund seiner Auswirkungen auf den Blutdruck, die Blutfettwerte und die Gefäßfunktion. Diäten mit hohem Zuckergehalt können zu Bluthochdruck, Dyslipidämie und Insulinresistenz führen, die allesamt etablierte Risikofaktoren für einen Schlaganfall sind. Darüber hinaus kann übermäßiger Zuckerkonsum die Bildung von Blutgerinnseln fördern und die Funktion des Endothels, der inneren Auskleidung der Blutgefäße, beeinträchtigen und Personen für einen ischämischen Schlaganfall prädisponieren.

Bluthochdruck oder Hypertonie ist ein Hauptrisikofaktor für Herz-Kreislauf-Erkrankungen und wird definiert als systolischer Blutdruck (der Druck, den das Blut während der Herzschläge gegen die Wände der Arterien ausübt) von 130 mm Hg oder höher oder diastolischer Blutdruck (der Druck, den das Blut zwischen den Herzschlägen gegen die Wände der Arterien ausübt) von 80 mm Hg oder höher. Es wurde gezeigt, dass ein hoher Zuckerkonsum den Blutdruck durch verschiedene Mechanismen erhöht, einschließlich Natriumretention, Aktivierung des Renin-Angiotensin-Aldosteron-Systems und

Endothelfunktionsstörung. Darüber hinaus kann übermäßiger Zuckerkonsum zu Gewichtszunahme und Fettleibigkeit beitragen, was beide mit einem erhöhten Risiko für Bluthochdruck verbunden ist.

Wir setzen unsere Erkundung der Herz-Kreislauf-Erkrankungen (CVDs) fort und es ist entscheidend, die Rolle von Lebensstilfaktoren, einschließlich der Ernährung, bei ihrer Vorbeugung und Behandlung hervorzuheben. Neben übermäßigem Zuckerkonsum tragen Ernährungsgewohnheiten, die durch hohe Aufnahme von gesättigten und Transfetten, verarbeiteten Lebensmitteln und Natrium gekennzeichnet sind, zur Entwicklung von CVDs bei. Im Gegensatz dazu wurden Diäten, die reich an Obst, Gemüse, Vollkornprodukten, magerem Eiweiß und gesunden Fetten sind, mit einem verringerten Risiko für Herzkrankheiten und Schlaganfälle in Verbindung gebracht. Daher kann die Umstellung auf eine herzgesunde Ernährung, wie die mediterrane Diät oder die Diätetische Ansätze zur Blutdrucksenkung (DASH)-Diät, den Einzelnen helfen, ihr Risiko für CVDs zu senken und ihre allgemeine Herz-Kreislauf-Gesundheit zu verbessern.

Regelmäßige körperliche Aktivität ist eine weitere wesentliche Komponente für die Herz-Kreislauf-Gesundheit.

Bewegung hat zahlreiche Vorteile für das Herz und die Blutgefäße, darunter Stärkung der Herzmuskulatur, Verbesserung der Durchblutung, Senkung des Blutdrucks, Reduzierung der Cholesterinspiegel sowie Förderung von Gewichtsverlust und -management. Sowohl aerobe Übungen (wie Gehen, Joggen, Radfahren und Schwimmen) als auch Krafttraining (wie Gewichtheben und Körpergewichtsübungen) werden für die Herz-Kreislauf-Gesundheit empfohlen. Ziel sollte es sein, mindestens 150 Minuten mäßig intensive aerobe Aktivität oder 75 Minuten intensiv intensive aerobe Aktivität pro Woche zu absolvieren, sowie an zwei oder mehr Tagen pro Woche Muskelstärkungsübungen durchzuführen.

Neben Ernährungs- und Lebensstilfaktoren ist es wichtig, auch andere Risikofaktoren für Herz-Kreislauf-Erkrankungen wie Rauchen, übermäßigen Alkoholkonsum, Fettleibigkeit, Diabetes und Stress zu kontrollieren, um das Auftreten und den Verlauf dieser Erkrankungen zu verhindern. Rauchen ist ein bedeutender Risikofaktor für Herzkrankheiten und Schlaganfall, da es die Blutgefäße schädigt, den Blutdruck und die Herzfrequenz erhöht, den Sauerstoffgehalt im Blut reduziert und die Bildung von Blutgerinnseln fördert. Das Aufhören mit dem Rauchen ist eine der wirksamsten

Maßnahmen zur Senkung des Risikos von Herz-Kreislauf-Erkrankungen und zur Verbesserung der allgemeinen Gesundheit.

Darüber hinaus ist es wichtig, Stress zu bewältigen und die psychische Gesundheit zu priorisieren, um die Herz-Kreislauf-Gesundheit zu erhalten. Chronischer Stress kann zur Entwicklung von Herz-Kreislauf-Erkrankungen beitragen, indem er sich auf den Blutdruck, die Herzfrequenz, die Entzündung und Verhaltensweisen wie übermäßiges Essen, Rauchen und körperliche Inaktivität auswirkt. Daher können Techniken zur Stressreduzierung wie Achtsamkeitsmeditation, Atemübungen, Yoga, Tai Chi und Zeit in der Natur verbringen dazu beitragen, Stress abzubauen und die Herz-Kreislauf-Gesundheit zu verbessern.

Zusammenfassend sind Herz-Kreislauf-Erkrankungen eine bedeutende globale Belastung für die Gesundheit, die Millionen von Menschen betrifft und zu vorzeitiger Morbidität und Mortalität beiträgt. Während genetische Faktoren eine Rolle bei der Prädisposition von Personen für Herz-Kreislauf-Erkrankungen spielen, beeinflussen Lebensstilfaktoren wie Ernährung, körperliche Aktivität, Rauchen, Alkoholkonsum, Fettleibigkeit, Diabetes und Stress signifikant deren

Entwicklung und Progression. Durch die Annahme einer herzgesunden Ernährung, regelmäßige körperliche Aktivität, das Aufgeben des Rauchens, die Begrenzung des Alkoholkonsums, das Aufrechterhalten eines gesunden Gewichts, das Management von Diabetes und Stress sowie die regelmäßige ärztliche Betreuung können Personen ihr Risiko für Herz-Kreislauf-Erkrankungen senken und ihre allgemeine Herz-Kreislauf-Gesundheit verbessern.

Im nächsten Abschnitt werden wir die Auswirkungen des übermäßigen Zuckerkonsums auf die Zahngesundheit untersuchen und die Beziehung zwischen Zucker, oralen Bakterien, Plaquebildung und Karies diskutieren. Wir werden auch Strategien zur Vorbeugung und Behandlung von Zahnproblemen durch geeignete Mundhygienepraktiken, Ernährungsumstellungen und regelmäßige zahnärztliche Kontrollen untersuchen.

4. Zahnprobleme:

Der übermäßige Verzehr von Zucker beeinträchtigt nicht nur die allgemeine Gesundheit, sondern birgt auch erhebliche Risiken für die Zahngesundheit. Zahnprobleme, die mit einem hohen Zuckerkonsum verbunden sind, können von kleinen

Problemen wie Karies bis hin zu schwerwiegenderen Erkrankungen wie Zahnfleischerkrankungen reichen. Das Verständnis dieser zahnmedizinischen Bedenken ist wichtig für die Aufrechterhaltung der Mundhygiene und die Verhinderung langfristiger Schäden. Darüber hinaus kann die Förderung des Bewusstseins für die Auswirkungen von Zucker auf die Zahngesundheit Menschen dazu ermächtigen, informierte Entscheidungen zu treffen und proaktiv Maßnahmen zum Schutz ihrer Zähne und ihres Zahnfleisches zu ergreifen.

Zahnerosion, im Volksmund auch als Karies bekannt, ist eines der häufigsten zahnmedizinischen Probleme, die durch übermäßigen Zuckerkonsum verursacht werden. Wenn Zucker mit Bakterien im Mund kombiniert wird, entstehen Säuren, die den Zahnschmelz angreifen und zur Bildung von Karies führen. Die Bakterien ernähren sich von den auf den Zähnen verbleibenden Zuckerresten und produzieren Säuren, die im Laufe der Zeit den Zahnschmelz schwächen. Ohne angemessene zahnärztliche Versorgung können diese Kariesstellen tiefer werden und Schmerzen und Beschwerden verursachen. Darüber hinaus können Faktoren wie Genetik, Mundhygiene-Gewohnheiten und Häufigkeit zahnärztlicher Kontrolluntersuchungen den Verlauf und die Schwere der

Karies beeinflussen, was die Bedeutung einer umfassenden präventiven Versorgung unterstreicht.

Neben Karies kann Zucker auch zur Entstehung von Zahnfleischerkrankungen beitragen. Zuckerhaltige Lebensmittel und Getränke schaffen ein Umfeld, in dem schädliche Bakterien gedeihen, was zur Ansammlung von Plaque entlang des Zahnfleischsaums führt. Im Laufe der Zeit kann sich diese Plaque zu Zahnstein verhärten und Entzündungen sowie Reizungen des Zahnfleisches verursachen. Wenn sie unbehandelt bleibt, kann eine Zahnfleischerkrankung zu schwerwiegenderen Formen wie Gingivitis und Parodontitis fortschreiten, die zu Zahnverlust und anderen ernsthaften Komplikationen führen können. Darüber hinaus können Lebensstilfaktoren wie Rauchen, Stress und schlechte Ernährung Zahnfleischerkrankungen verschlimmern und das Risiko von Komplikationen erhöhen, was die Notwendigkeit ganzheitlicher Ansätze zur Mundgesundheitspflege unterstreicht.

Zuckerhaltige Lebensmittel und Getränke fördern das Wachstum schädlicher Bakterien im Mund, was zu Mundgeruch und einem unangenehmen Geschmack führt. Darüber hinaus kann ein hoher Zuckerkonsum das Risiko der Entwicklung von oralen Hefepilzinfektionen erhöhen, wie z.B. Mundsoor, insbesondere bei Personen mit geschwächtem Immunsystem. Außerdem kann das saure Milieu, das durch den Zuckerkonsum entsteht, im Laufe der Zeit den Zahnschmelz abtragen und die Zähne anfälliger für Karies und Empfindlichkeit machen.

Um das Risiko von Zahnproblemen im Zusammenhang mit dem Verzehr von Zucker zu mindern, ist es entscheidend, gute Mundhygiene-Gewohnheiten zu praktizieren. Regelmäßiges Bürsten und Zahnseide helfen dabei, Plaque und Essensreste von den Zähnen und dem Zahnfleisch zu entfernen und das Risiko von Karies und Zahnfleischerkrankungen zu verringern. Zusätzlich kann die Begrenzung des Verzehrs von zuckerhaltigen Lebensmitteln und Getränken, insbesondere zwischen den Mahlzeiten, dazu beitragen, die Belastung der Zähne mit schädlichem Zucker und Säuren zu minimieren. Darüber hinaus können die Verwendung von Zahnpflegeprodukten mit Fluorid, wie Zahnpasta und Mundwasser, den Zahnschmelz stärken und zusätzlichen Schutz vor Karies bieten.

Neben der Aufrechterhaltung einer guten Mundhygiene ist es entscheidend, sich der Arten von Lebensmitteln und Getränken bewusst zu sein, die zu Zahnproblemen beitragen.

Zuckerhaltige Snacks und Getränke wie Bonbons, Kekse, Limonaden und Sportgetränke sind die Hauptverursacher von Karies und Zahnfleischerkrankungen. Diese Artikel liefern eine kontinuierliche Versorgung mit Zucker, von der die Bakterien im Mund profitieren können, was das Risiko von Zahnproblemen im Laufe der Zeit erhöht. Darüber hinaus können saure Lebensmittel und Getränke wie Zitrusfrüchte und kohlensäurehaltige Getränke zur Erosion des Zahnschmelzes und zur Zahnempfindlichkeit beitragen, wenn sie in übermäßigen Mengen konsumiert werden. Daher sollten Personen bestrebt sein, ihre Ernährung mit einer Vielzahl von nahrhaften Lebensmitteln und Getränken auszugleichen, um die optimale Mundgesundheit und das allgemeine Wohlbefinden zu unterstützen.

Darüber hinaus kann auch die Häufigkeit und der Zeitpunkt des Zuckerkonsums die Zahngesundheit beeinflussen. Das Konsumieren von zuckerhaltigen Lebensmitteln und Getränken über den Tag verteilt, anstatt zu den Mahlzeiten, setzt die Zähne einem ständigen Angriff von Zucker und Säuren aus, was die Wahrscheinlichkeit von Karies und Zahnfleischerkrankungen erhöht. Darüber hinaus kann der Verzehr von zuckerhaltigen Snacks oder Getränken vor dem

Schlafengehen besonders schädlich sein, da die Speichelproduktion während des Schlafs abnimmt, was es den Bakterien ermöglicht, zu gedeihen und sich zu vermehren. Daher sollten Personen darauf abzielen, zuckerhaltige Leckereien als Teil einer Mahlzeit zu konsumieren, anstatt sie als eigenständige Snacks zu sich zu nehmen, um die Dauer der Exposition gegenüber schädlichem Zucker und Säuren zu minimieren.

Neben den direkten Auswirkungen von Zucker auf die Zahngesundheit können auch bestimmte Lebensstilfaktoren das Risiko für Zahnprobleme beeinflussen. Rauchen zum Beispiel kann die Durchblutung des Zahnfleisches beeinträchtigen, wodurch die Fähigkeit des Körpers, Infektionen abzuwehren, verringert wird und das Risiko von Zahnfleischerkrankungen steigt. Ebenso können schlechte Ernährung und unzureichende zahnärztliche Versorgung das Immunsystem schwächen, was es anfälliger für Mundinfektionen und -krankheiten macht. Darüber hinaus können Stress und schlechte psychische Gesundheit zu Problemen mit der Mundgesundheit beitragen, indem sie die Fähigkeit des Körpers beeinträchtigen, angemessene

Mundhygienegewohnheiten aufrechtzuerhalten und mit Mundinfektionen umzugehen.

Um die Zahngesundheit zu schützen und das Risiko von Zahnproblemen im Zusammenhang mit dem Verzehr von Zucker zu minimieren, ist es wichtig, einen umfassenden Ansatz zur Mundpflege zu verfolgen. Dazu gehört:

1) Die Zähne mindestens zweimal täglich mit fluoridhaltiger Zahnpasta putzen, um Plaque zu entfernen und Karies vorzubeugen.

2) Täglich Zahnseide verwenden, um Plaque und Essensreste zwischen den Zähnen und entlang des Zahnfleischrandes zu entfernen.

3) Die Konsumierung von zuckerhaltigen Lebensmitteln und Getränken, insbesondere zwischen den Mahlzeiten, einschränken.

4) Möglichst zuckerfreie Alternativen wählen, wie Wasser oder ungesüßten Tee.

5) Regelmäßige Besuche beim Zahnarzt für Kontrolluntersuchungen und professionelle Reinigungen, um Zahnprobleme frühzeitig zu erkennen und zu behandeln.

6) Vermeidung von Tabakprodukten und Aufrechterhaltung eines gesunden Lebensstils zur Unterstützung der allgemeinen Zahngesundheit.

Durch Befolgung dieser Empfehlungen und achtsamen Umgang mit dem Zuckerkonsum können Einzelpersonen ihre Zähne und Zahnfleisch schützen und ein Leben lang gute Mundgesundheit genießen. Es ist nie zu spät, gute Mundhygienegewohnheiten zu praktizieren und gesündere Entscheidungen für die Zahngesundheit und das allgemeine Wohlbefinden zu treffen. Darüber hinaus können Gewohnheiten wie die Reinigung der Zunge und die Verwendung von fluoridhaltigem Mundwasser das Zähneputzen und Zahnseide ergänzen, um die Mundgesundheit und frischen Atem weiter zu fördern.

5. Psychische Gesundheitsprobleme:

In den letzten Jahren ist das Bewusstsein für die erheblichen Auswirkungen übermäßigen Zuckerkonsums auf die psychische Gesundheit stark gewachsen. Während Zucker häufig mit körperlichen Gesundheitsproblemen wie Fettleibigkeit und Diabetes in Verbindung gebracht wird, sind seine Auswirkungen auf das geistige Wohlbefinden ebenso besorgniserregend. Forschungen haben einen Zusammenhang zwischen hohem Zuckerkonsum und verschiedenen psychischen Gesundheitsproblemen wie Depressionen, Angstzuständen und kognitivem Abbau aufgezeigt.

Depression ist eine der häufigsten psychischen Erkrankungen weltweit und betrifft Millionen von Menschen jeden Alters. Studien haben einen Zusammenhang zwischen hohem Zuckerkonsum und einem erhöhten Risiko für die Entwicklung von Depressionen festgestellt. Übermäßiger Zuckerkonsum kann zu Schwankungen im Blutzuckerspiegel führen, was zu Stimmungsschwankungen und Gefühlen von Traurigkeit oder Reizbarkeit beitragen kann. Darüber hinaus wurde ein Zusammenhang zwischen dem Konsum von Zucker und Entzündungen im Gehirn festgestellt, die vermutlich eine Rolle bei der Entstehung von Depressionen spielen.

Angststörungen, die durch übermäßige Sorgen und Ängste gekennzeichnet sind, werden ebenfalls von Ernährungsfaktoren beeinflusst, einschließlich des Zuckerkonsums. Der Verzehr großer Mengen Zucker kann die Freisetzung von Stresshormonen wie Cortisol auslösen, was zu verstärkten Gefühlen von Angst und Spannung führen kann. Darüber hinaus legen Untersuchungen nahe, dass zuckerreiche

Ernährung die Fähigkeit des Körpers beeinträchtigen kann, mit Stress umzugehen, was die Symptome von Angst verschlimmern könnte.

Die kognitive Funktion und mentale Klarheit können ebenfalls durch den Zuckerkonsum beeinflusst werden. Studien haben gezeigt, dass übermäßiger Zuckerkonsum die kognitive Leistung beeinträchtigen und zu geistiger Trübung und Gedächtnisproblemen beitragen kann. Dies liegt daran, dass Zucker zu Insulinresistenz und Entzündungen im Gehirn führen kann, was die neuronale Signalübertragung und kognitive Prozesse stört. Darüber hinaus kann Zuckerabhängigkeit, gekennzeichnet durch Heißhunger und zwanghaftem Konsum von zuckerhaltigen Lebensmitteln, schädliche Auswirkungen auf die psychische Gesundheit haben. Personen, die mit Zuckerabhängigkeit kämpfen, können Gefühle von Schuld, Scham und Kontrollverlust erleben, was zu geringem Selbstwertgefühl und schlechter psychischer Gesundheit beitragen kann.

Die Bewältigung von psychischen Gesundheitsproblemen im Zusammenhang mit dem Zuckerkonsum erfordert einen vielschichtigen Ansatz. Die Annahme einer ausgewogenen Ernährung mit wenig zugesetztem Zucker kann dazu beitragen, die Stimmung zu stabilisieren und die allgemeine psychische Gesundheit zu verbessern. Die Integration nährstoffreicher Lebensmittel wie Obst, Gemüse, Vollkornprodukte und mageres Eiweiß kann wesentliche Vitamine und Mineralstoffe liefern, die die Gehirnfunktion und das emotionale Wohlbefinden unterstützen.

Neben Ernährungsumstellungen können auch Stressbewältigungstechniken wie Achtsamkeitsmeditation, Yoga und Atemübungen zur Stressreduktion beitragen und Ängste bewältigen und die geistige Klarheit fördern. Die Unterstützung durch Fachleute für psychische Gesundheit und die Teilnahme an Therapien oder Selbsthilfegruppen können ebenfalls hilfreich sein für Personen, die mit Zuckerabhängigkeit und den damit verbundenen psychischen Problemen kämpfen.

Die Verbindung zwischen Zuckerkonsum und psychischer Gesundheit ist komplex und vielschichtig. Während die unmittelbaren Auswirkungen von Zucker auf Stimmung und kognitive Funktionen durch wissenschaftliche Forschung zunehmend deutlich werden, werden die langfristigen Auswirkungen des chronischen Zuckerkonsums auf die psychische Gesundheit noch erforscht. Es gibt jedoch erste Hinweise darauf, dass übermäßiger Zuckerkonsum zur Entstehung und Verschlimmerung verschiedener psychischer Störungen beitragen könnte.

Einer der Schlüsselmechanismen, durch die Zucker die psychische Gesundheit beeinflusst, ist seine Wirkung auf die Gehirnchemie und die Neurotransmitterfunktion. Zucker kann zu Schwankungen des Blutzuckerspiegels führen, was die Freisetzung von Insulin und anderen Hormonen auslöst, die die Stimmung und den Energiepegel regulieren. Diese Schwankungen können zu Stimmungsschwankungen, Reizbarkeit und Müdigkeit führen, die häufige Symptome von Depressionen und Angstzuständen sind. Darüber hinaus wurde der Zuckerkonsum mit Entzündungen im Gehirn in Verbindung gebracht, die vermutlich eine Rolle bei der Entstehung von Stimmungsstörungen wie Depressionen und Angstzuständen spielen. Chronische Entzündungen können neuronale Signalwege stören und die Produktion von Neurotransmittern wie Serotonin und Dopamin beeinträchtigen, die an der Regulation von Stimmung und Emotionen beteiligt sind.

Neben seinen direkten Auswirkungen auf die Gehirnchemie kann der Konsum von Zucker auch indirekt die psychische Gesundheit beeinflussen, indem er andere Aspekte der körperlichen Gesundheit beeinflusst. Zum Beispiel wurde eine hohe Zuckeraufnahme mit Fettleibigkeit, Diabetes und Herz-Kreislauf-Erkrankungen in Verbindung gebracht, die alle Risikofaktoren für schlechte psychische Gesundheitsergebnisse darstellen.

Insbesondere Fettleibigkeit wurde mit einem erhöhten Risiko für Depressionen und Angstzustände in Verbindung gebracht. Das mit Fettleibigkeit verbundene Stigma und die Diskriminierung können zu einem niedrigen Selbstwertgefühl und Problemen mit dem Körperbild beitragen, was psychische Gesundheitsprobleme weiter verschärfen kann. Ebenso können Personen mit Diabetes psychische Belastungen im Zusammenhang mit der Behandlung ihrer Erkrankung sowie dem Risiko von Komplikationen wie Neuropathie und Retinopathie erleben.

Darüber hinaus kann die Suchtgefahr von Zucker auch zu psychischen Problemen beitragen. Zucker aktiviert das Belohnungssystem des Gehirns, was zu Gefühlen von Vergnügen und Verstärkung führt, die zwanghaftes Konsumverhalten verstärken können. Dies kann zu einem Kreislauf aus Verlangen, übermäßigem Essen und

Schuldgefühlen oder Scham führen, was sich negativ auf das psychische Wohlbefinden auswirken kann.

Angesichts dieser Erkenntnisse ist es klar, dass die Reduzierung des Zuckerkonsums nicht nur für die körperliche Gesundheit, sondern auch für die mentale Gesundheit wichtig ist. Indem sie eine Ernährung mit wenig zugesetztem Zucker und reich an Vollwertkost übernehmen, können Personen ihr seelisches Wohlbefinden unterstützen und ihr Risiko für die Entwicklung von Stimmungsstörungen wie Depressionen und Angstzuständen verringern.

Zusammenfassend ist die Verbindung zwischen Zuckerkonsum und mentaler Gesundheit ein komplexes und vielschichtiges Thema, das weitere Forschung und Aufmerksamkeit erfordert. Während die unmittelbaren Auswirkungen von Zucker auf Stimmung und kognitive Funktionen gut dokumentiert sind, werden die langfristigen Auswirkungen des chronischen Zuckerkonsums auf die mentale Gesundheit noch erforscht. Es gibt jedoch erste Hinweise darauf, dass übermäßiger Zuckerkonsum zur Entwicklung und Verschlimmerung verschiedener psychischer Störungen, einschließlich Depressionen, Angstzuständen und kognitivem Abbau, beitragen kann.

Durch die Sensibilisierung für die Verbindung zwischen Zuckerkonsum und mentaler Gesundheit und durch Bereitstellung von Werkzeugen und Ressourcen, die Einzelpersonen benötigen, um informierte Ernährungsentscheidungen zu treffen, können wir gemeinsam an einer gesünderen Zukunft arbeiten, mit reduziertem Zuckerkonsum und verbessertem seelischen Wohlbefinden für alle.

6. Andere Gesundheitsfolgen:

Neben den gut dokumentierten Gesundheitsfolgen wie Fettleibigkeit, Diabetes und Herz-Kreislauf-Erkrankungen kann übermäßiger Zuckerkonsum zu einer Vielzahl anderer Gesundheitsfolgen führen, die oft übersehen werden. Lebererkrankungen sind eine weitere schwerwiegende Folge von übermäßigem Zuckerkonsum, insbesondere in Form von Fruktose. Wenn Fruktose im Übermaß konsumiert wird, wird sie in der Leber metabolisiert und in Fett umgewandelt, was zu einer Fettlebererkrankung führt. Nicht-alkoholische Fettlebererkrankungen (NAFLD) sind eine häufige Erkrankung, die durch die Anhäufung von Fett in der Leber gekennzeichnet ist und zu schwerwiegenderen Formen von Leberschäden wie nicht-alkoholischer Steatohepatitis (NASH) und Leberfibrose führen kann. Wenn sie unbehandelt bleibt, kann NAFLD das Risiko für Leberzirrhose, Leberkrebs und Leberversagen erhöhen.

Darüber hinaus wurde ein hoher Zuckerkonsum mit einem erhöhten Risiko für bestimmte Krebsarten in Verbindung gebracht. Forschungen legen nahe, dass Zucker das Wachstum und die Vermehrung von Krebszellen fördern kann, indem er ihnen die Energie liefert, die sie benötigen, um sich zu vermehren. Darüber hinaus kann der Zuckerkonsum zu chronischen Entzündungen im Körper beitragen, die bekanntermaßen die Entwicklung von Krebs fördern. Einige Studien haben einen Zusammenhang zwischen einem hohen Zuckerkonsum und einem erhöhten Risiko für Brustkrebs, Bauchspeicheldrüsenkrebs und Darmkrebs, unter anderem, aufgezeigt.

Ein übermäßiger Zuckerkonsum kann schädliche Auswirkungen auf die Haut haben und zu Erkrankungen wie Akne und vorzeitiger Hautalterung führen. Hochglykämische Lebensmittel, die zu schnellen Blutzuckerspitzen führen, wurden mit der Entwicklung von Akne in Verbindung gebracht, indem sie Entzündungen auslösen und die Talgproduktion in der

Haut erhöhen. Darüber hinaus kann der Prozess der Glykation, bei dem Zucker im Blutkreislauf an Proteine binden und schädliche Moleküle namens fortgeschrittene Glykierungsendprodukte (AGEs) bilden, die Hautalterung beschleunigen, indem sie Kollagen- und Elastinfasern schädigen.

Verdauungsprobleme sind auch bei Personen, die große Mengen Zucker konsumieren, häufig. Zuckerhaltige Lebensmittel und Getränke können das Gleichgewicht der Bakterien im Darmmikrobiom stören und zu Magen-Darm-Problemen wie Blähungen, Gasbildung und Durchfall führen. Darüber hinaus kann ein hoher Zuckerkonsum Erkrankungen wie das Reizdarmsyndrom (IBS) und entzündliche Darmerkrankungen (IBD) verschlimmern, indem er Entzündungen fördert und die Darmmotilität verändert.

Zusammenfassend erstrecken sich die gesundheitlichen Folgen eines übermäßigen Zuckerkonsums über Fettleibigkeit und Diabetes hinaus und umfassen Lebererkrankungen, Krebs, Hautprobleme und Verdauungsprobleme. Durch die Reduzierung des Zuckerkonsums und die Umstellung auf eine ausgewogene Ernährung, die reich an Vollwertkost ist, können Einzelpersonen ihr Risiko für die Entwicklung dieser schwerwiegenden Gesundheitsprobleme verringern und ihr allgemeines Wohlbefinden verbessern.

VERSTECKTER ZUCKER IN VERARBEITETEN LEBENSMITTELN

1. Gängige Quellen für versteckten Zucker:

Gemeinsame Quellen für versteckten Zucker lauern in vielen verarbeiteten Lebensmitteln, oft unbemerkt von Verbrauchern, die möglicherweise nicht das Ausmaß ihres Zuckerkonsums erkennen. Während einige zuckerhaltige Lebensmittel offensichtlich sind, wie Bonbons und Limonaden, können andere Sie mit ihrem versteckten Zuckergehalt überraschen. Das Verständnis, wo sich diese versteckten Zucker verbergen, kann Einzelpersonen dazu befähigen, informiertere Ernährungsentscheidungen zu treffen und ihren Gesamtzuckerkonsum zu reduzieren.

Eine häufige Quelle für versteckten Zucker sind zuckerhaltige Getränke wie Limonaden, Fruchtsäfte, Energydrinks und aromatisiertes Wasser. Diese Getränke enthalten oft große Mengen an zugesetztem Zucker, um ihren Geschmack zu verbessern, was sie zu einem bedeutenden Beitrag zum täglichen Zuckerkonsum macht. Selbst scheinbar gesündere Optionen wie Fruchtsäfte können mit Zucker beladen sein, da Hersteller oft zusätzliche Süßungsmittel hinzufügen, um den Geschmack zu verbessern.

Ebenso können viele Frühstücksflocken, die als nahrhafte Optionen beworben werden, mit verstecktem Zucker gefüllt sein. Aromatisierte Flocken, Müslis und Instant-Haferbrei enthalten oft zugesetzten Zucker, um sie schmackhafter zu machen. Selbst Flocken, die als "fettarm" oder "gesund" beworben werden, können hohe Zuckermengen enthalten, um den reduzierten Fettgehalt auszugleichen. Das sorgfältige Lesen von Nährwertkennzeichnungen ist entscheidend, um versteckten Zucker in Frühstücksflocken zu identifizieren und gesündere Alternativen zu wählen.

Würzmittel und Saucen sind eine weitere hinterhältige Quelle für versteckten Zucker in der Ernährung. Ketchup, Barbecue-Sauce, Salatdressings und Marinaden enthalten oft zugesetzten Zucker, um den Geschmack zu verbessern und die Haltbarkeit zu verlängern. Diese versteckten Zucker können sich schnell summieren, besonders wenn sie großzügig verwendet werden. Die Wahl von hausgemachten oder zuckerfreien Versionen von Würzmitteln und Saucen kann dazu beitragen, den Zuckerkonsum zu reduzieren, während man dennoch schmackhafte Mahlzeiten genießt.

Snack-Lebensmittel wie Müsliriegel, Proteinriegel und Studentenfutter können ebenfalls mit verstecktem Zucker beladen sein. Obwohl diese Snacks praktisch und gesund erscheinen mögen, enthalten sie oft zugesetzten Zucker, um Geschmack und Textur zu verbessern. Das Überprüfen der Zutatenliste auf Begriffe wie "Maissirup", "Fructose", "Dextrose" und "High-Fructose-Maissirup" kann helfen, versteckten Zucker in Snack-Lebensmitteln zu identifizieren und gesündere Alternativen zu wählen.

Darüber hinaus können viele verpackte Lebensmittel, die als "fettarm" oder "fettfrei" gekennzeichnet sind, zugesetzten Zucker enthalten, um den Geschmack zu verbessern und den reduzierten Fettgehalt auszugleichen. Lebensmittel wie Joghurt, Salatdressings und Backwaren sind oft Schuldige für versteckten Zucker in der Ernährung. Die Wahl von einfachen oder ungesüßten Versionen dieser Lebensmittel und das Hinzufügen natürlicher Süßungsmittel wie frisches Obst können helfen, den Zuckerkonsum zu reduzieren, während man dennoch geschmackvolle Optionen genießt.

Auch scheinbar herzhafte Lebensmittel wie Dosensuppen, Pasta-Saucen und Brot können versteckten Zucker enthalten. Hersteller fügen diesen Produkten oft Zucker hinzu, um die Säure auszugleichen, den Geschmack zu verbessern und die Haltbarkeit zu verlängern. Das Überprüfen der Zutatenliste auf zugesetzten Zucker und die Auswahl von Produkten mit wenig bis gar keinem zugesetzten Zucker kann helfen, den Zuckerkonsum aus diesen Quellen zu minimieren.

Des Weiteren sind versteckte Zucker auch an unerwarteten Orten wie aromatisierten Joghurts, fruchtigen Snacks und sogar herzhaften Snacks wie Kartoffelchips und Crackern zu finden. Diese Lebensmittel enthalten oft zugesetzten Zucker, um den Geschmack zu verbessern und den Vorlieben der Verbraucher gerecht zu werden. Die Wahl von ungezuckerten oder ungesüßten Versionen dieser Lebensmittel und die Integration von Vollwertkost wie frischem Obst, Gemüse und Nüssen in die Ernährung können dazu beitragen, den Zuckerkonsum zu reduzieren, während man dennoch befriedigende Snacks genießt.

Zusätzlich können alkoholische Getränke wie Cocktails, Mixgetränke und aromatisierte Spirituosen mit versteckten Zuckern beladen sein. Viele Cocktails und Mixgetränke enthalten zuckerhaltige Mixer und Sirupe, während aromatisierte Spirituosen möglicherweise zugesetzten Zucker enthalten, um den Geschmack zu verbessern. Die Wahl von leichten oder zuckerarmen Optionen wie Vodka Soda oder Wein kann dazu beitragen, den Zuckerkonsum beim Genuss alkoholischer Getränke zu reduzieren.

Zusammenfassend lassen sich versteckte Zucker in vielen verarbeiteten Lebensmitteln und Getränken finden, die oft unter verschiedenen Namen in Zutatenlisten getarnt sind. Durch sorgfältiges Lesen von Nährwertangaben, die Wahl von Vollwertkost gegenüber verarbeiteten Optionen und die Minimierung des Verzehrs von zuckerhaltigen Getränken und Snacks können Personen ihren gesamten Zuckerkonsum reduzieren und ihre allgemeine Gesundheit und Wohlbefinden verbessern. Informierte Ernährungsentscheidungen zu treffen und sich der versteckten Zucker bewusst zu sein, kann zu einer ausgewogenen und nährstoffreichen Ernährung beitragen, die

die optimale Gesundheit und das Wohlbefinden in den kommenden Jahren unterstützt.

2. Lesen von Lebensmitteletiketten zur Identifizierung von versteckten Zuckern:

Das Lesen von Lebensmitteletiketten ist eine wesentliche Fähigkeit für jeden, der gesündere Ernährungsentscheidungen treffen und seinen insgesamten Zuckerkonsum reduzieren möchte. In der heutigen Lebensmittelwelt, in der verarbeitete Lebensmittel den Markt dominieren, können versteckte Zucker an unerwarteten Stellen lauern, was es für Verbraucher herausfordernd macht, sie ohne sorgfältige Prüfung der Lebensmitteletiketten zu identifizieren. Indem sie lernen, Lebensmitteletiketten effektiv zu interpretieren, können Personen befähigt werden, informierte Entscheidungen über die Lebensmittel zu treffen, die sie konsumieren, was letztendlich ihre Gesundheit und ihr Wohlbefinden unterstützt.

Einer der ersten Schritte beim Lesen von Lebensmitteletiketten besteht darin, sich mit den verschiedenen Namen und Begriffen vertraut zu machen, die zur Kennzeichnung von zugesetztem Zucker verwendet werden.

Während einige Zutaten explizit das Wort "Zucker" enthalten, wie Rohrzucker, brauner Zucker und Puderzucker, können andere weniger offensichtlich sein. Begriffe wie Maissirup mit hohem Fructosegehalt, Maissirup, Dextrose, Fruktose, Glukose, Malzzucker, Saccharose und Sirup sind alle Hinweise auf zugesetzten Zucker. Zusätzlich können alternative Namen für Zucker wie verdampfter Rohrzuckersaft, Fruchtsaftkonzentrat, Malzsirup und Melasse auf den Zutatenlisten auftauchen, was von Verbrauchern erfordert, wachsam zu sein, um versteckte Zucker zu identifizieren.

Beim Untersuchen von Lebensmitteletiketten ist es entscheidend, auf die Zutatenliste zu achten, da die Zutaten in absteigender Reihenfolge nach Gewicht aufgeführt sind. Das bedeutet, dass je höher eine Zutat auf der Liste erscheint, desto mehr davon ist im Produkt enthalten. Seien Sie vorsichtig bei Produkten, bei denen Zucker oder andere Süßstoffe nahe am Anfang der Zutatenliste stehen, da dies auf einen höheren Zuckergehalt hinweist. Achten Sie außerdem darauf, dass mehrere Formen von Zucker separat aufgeführt werden, da dies darauf hindeuten kann, dass Zucker in verschiedenen Formen im gesamten Produkt zugesetzt wurde.

Die Portionsgrößen spielen eine wesentliche Rolle bei der genauen Interpretation von Lebensmitteletiketten, da sie täuschen können. Hersteller verwenden oft kleinere Portionsgrößen, um Produkte niedriger in Kalorien und Zucker erscheinen zu lassen, als sie tatsächlich sind. Es ist wichtig, die Portionsgröße zu überprüfen und sie mit Ihrer üblichen Portionsgröße zu vergleichen, um ein genaues Bild vom Zuckergehalt pro Portion zu erhalten. Denken Sie außerdem daran, dass Sie möglicherweise mehrere Portionen in einer Sitzung konsumieren, multiplizieren Sie daher den Zuckergehalt mit der Anzahl der verzehrten Portionen, um die Gesamtzuckeraufnahme genau zu berechnen.

Neben dem Verständnis der Terminologie und der Zutatenliste sollten Verbraucher vorsichtig sein bei Produkten, die als "ohne zugesetzten Zucker" oder "ungesüßt" gekennzeichnet sind. Obwohl diese Etiketten darauf hinweisen, dass das Produkt keine zugesetzten Zucker enthält, ist es wichtig, die Zutatenliste zu überprüfen, um sicherzustellen, dass keine versteckten Zucker oder künstlichen Süßstoffe enthalten sind. Andererseits können Produkte, die als "reduzierter Zucker" oder "zuckerfrei" gekennzeichnet sind, immer noch zugesetzte Zucker oder künstliche Süßstoffe enthalten. Daher ist es entscheidend, die Zutatenliste sorgfältig zu lesen und das Gesamtnährstoffprofil des Produkts zu berücksichtigen.

Wenn Sie sich unsicher sind, ist die Wahl von Vollwertkost gegenüber verarbeiteten Optionen eine effektive Strategie, um die Exposition gegenüber verstecktem Zucker zu minimieren. Vollwertige Lebensmittel wie Obst, Gemüse, Vollkornprodukte, mageres Eiweiß und Nüsse enthalten von Natur aus wenig zugesetzten Zucker und liefern essentielle Nährstoffe, die die allgemeine Gesundheit und das Wohlbefinden unterstützen. Die Integration einer Vielzahl von Vollwertkost in Ihre Ernährung kann Ihnen helfen, Ihren Nährstoffbedarf zu decken, während Sie Ihre Abhängigkeit von verarbeiteten Lebensmitteln mit hohem Gehalt an verstecktem Zucker reduzieren.

Darüber hinaus können Verbraucher Ressourcen wie Smartphone-Apps und Online-Datenbanken nutzen, um Zugang zu Nährwertinformationen und Zutatenlisten für verschiedene Lebensmittelprodukte zu erhalten. Diese Werkzeuge können von unschätzbarem Wert sein, um versteckten Zucker schnell zu identifizieren und informierte Entscheidungen beim Einkaufen treffen zu können. Darüber hinaus bieten viele Lebensmittelgeschäfte heute Gesundheits- und Wellnessprogramme an, die Anleitung zum Lesen von Lebensmitteletiketten und zur Auswahl gesünderer Optionen bieten und es den Verbrauchern erleichtern, die Gänge zu durchsuchen und nahrhafte Produkte auszuwählen.

Abschließend ist das Lesen von Lebensmitteletiketten eine entscheidende Fähigkeit für jeden, der seinen Zuckerkonsum reduzieren und gesündere Ernährungsentscheidungen treffen möchte. Indem Sie sich mit den verschiedenen Namen und Begriffen vertraut machen, die für zugesetzte Zucker verwendet werden, die Zutatenlisten sorgfältig prüfen, auf Portionsgrößen achten und ganze Lebensmittel gegenüber verarbeiteten Optionen wählen, können Sie die Kontrolle über Ihre Ernährung übernehmen und Ihre Gesundheit und Ihr Wohlbefinden unterstützen. Informierte Entscheidungen über die Lebensmittel, die Sie konsumieren, zu treffen, ist der Schlüssel zur Aufrechterhaltung einer ausgewogenen Ernährung und zur Erreichung optimaler Gesundheit auf lange Sicht.

3. Tipps zur Reduzierung des Konsums von verstecktem Zucker:

In der heutigen Welt lauern versteckte Zucker in unzähligen Lebensmitteln und tragen zu den steigenden Raten von Fettleibigkeit, Diabetes und anderen chronischen Gesundheitsproblemen bei. Um den schädlichen Auswirkungen übermäßigen Zuckerkonsums entgegenzuwirken, ist es unerlässlich, geschickt darin zu werden, versteckten Zucker zu identifizieren und Strategien zur Reduzierung ihres Verzehrs umzusetzen.

1) *Lesen Sie Lebensmitteletiketten sorgfältig:* Eine der effektivsten Möglichkeiten, versteckten Zucker zu identifizieren, ist das sorgfältige Lesen von Lebensmitteletiketten. Während der Zuckergehalt auf dem Nährwertlabel aufgeführt ist, ist es auch entscheidend, die Zutatenliste auf zusätzlichen Zucker zu überprüfen. Wie bereits erwähnt, achten Sie immer auf Begriffe wie "Sirup", "Süßstoff" oder Wörter, die auf "-ose" enden (z. B. Saccharose, Fruktose), da diese auf zusätzliche Zucker hinweisen.

2) *Wählen Sie Vollwertkost:* Wenn möglich, entscheiden Sie sich für ganze, unverarbeitete Lebensmittel. Obst, Gemüse,

mageres Eiweiß und Vollkornprodukte sind von Natur aus arm an zugesetztem Zucker und liefern essentielle Nährstoffe, die die allgemeine Gesundheit unterstützen.

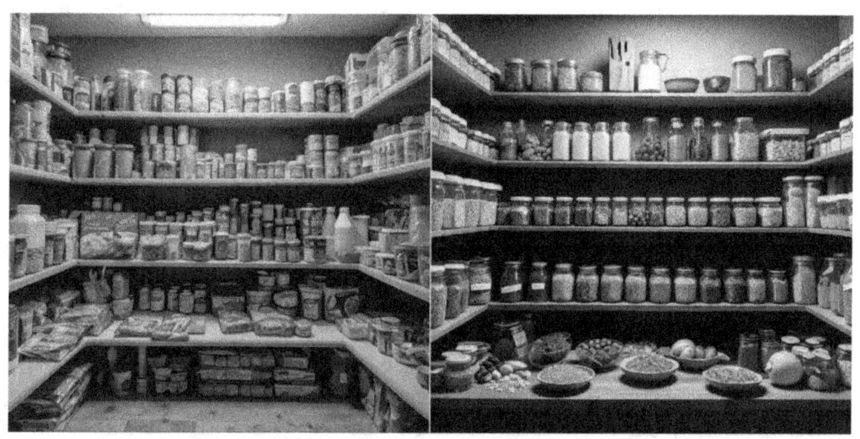

Ein überfüllter Vorratsschrank voller versteckter Zucker gegenüber einem organisierten Vorratsschrank mit gesünderen Alternativen

3) *Koche zu Hause:* Das Zubereiten von Mahlzeiten von Grund auf gibt dir volle Kontrolle über die Zutaten und ermöglicht es dir, zugesetzten Zucker zu vermeiden, der in verarbeiteten Lebensmitteln häufig vorkommt. Experimentiere mit hausgemachten Rezepten, die aus gesunden Zutaten bestehen, um köstliche und nahrhafte Mahlzeiten zuzubereiten, die deine Gelüste stillen, ohne auf zugesetzten Zucker angewiesen zu sein.

4) *Sei vorsichtig mit "gesunden" Lebensmitteln:* Es ist leicht, in die Falle zu tappen und anzunehmen, dass Lebensmittel, die als "fettarm" oder "Diät" gekennzeichnet sind, automatisch gesunde Entscheidungen sind. Viele dieser Produkte enthalten jedoch zugesetzten Zucker, um den Geschmack zu kompensieren, der beim Reduzieren des Fettgehalts verloren geht. Überprüfe immer das Nährwertetikett, um sicherzustellen, dass du eine informierte Entscheidung triffst.

5) *Beschränke zuckerhaltige Getränke:* Zuckerhaltige Getränke wie Limonaden, Fruchtsäfte und gesüßte Tees tragen erheblich zu einem übermäßigen Zuckerkonsum bei. Anstatt zu diesen Getränken zu greifen, wähle Wasser, Kräutertees oder sprudelndes Wasser mit einem Spritzer Zitrone für Geschmack. Dadurch reduzierst du nicht nur deinen Zuckerkonsum, sondern bleibst auch hydriert und unterstützt die allgemeine Gesundheit.

6) *Wähle ungesüßte Optionen:* Beim Kauf von verpackten Lebensmitteln wie Joghurt, Müsli oder Haferflocken priorisiere ungesüßte Varianten. Viele aromatisierte Produkte sind mit zusätzlichem Zucker beladen, daher wähle schlichte Optionen und füge bei Bedarf deine eigenen

natürlichen Süßungsmittel wie frisches Obst oder einen Spritzer Honig hinzu.

7) *Sei achtsam bei Saucen und Gewürzen:* Saucen und Gewürze können hinterhältige Quellen für versteckten Zucker sein. Ketchup, BBQ-Sauce, Salatdressings und Marinaden enthalten oft zusätzlichen Zucker, um den Geschmack zu verbessern. Überprüfe die Etiketten sorgfältig oder erwäge, deine eigenen Saucen zu Hause mit gesunden Zutaten herzustellen.

8) *Überdenke deine Snacks:* Anstatt zu zuckerhaltigen Snacks wie Schokoriegeln und Keksen zu greifen, erkunde gesündere Alternativen, die deine Gelüste ohne zusätzlichen Zucker stillen. Nüsse, Samen, Gemüse mit Hummus, griechischer Joghurt mit Beeren und luftgepopptes Popcorn sind nahrhafte Optionen, die Energie und Sättigung bieten.

9) *Plane voraus beim Essen gehen:* Wenn du in Restaurants essen gehst oder Essen zum Mitnehmen bestellst, nimm dir die Zeit, das Menü vorab online zu überprüfen. Suche nach Optionen, die weniger zugesetzten Zucker enthalten, und priorisiere Gerichte aus ganzen, unverarbeiteten Zutaten. Wenn du Saucen und Dressings separat dazu bestellst,

kannst du die Portionen kontrollieren und den Zuckerkonsum minimieren.

10) *Übe Maßhalten:* Während es wichtig ist, zugesetzten Zucker in deiner Ernährung zu reduzieren, ist es auch entscheidend, Maß zu halten, anstatt alles zu vermeiden. Das komplette Weglassen aller zuckerhaltigen Leckereien aus deiner Ernährung kann unpraktisch sein und zu Gefühlen der Einschränkung und Heißhunger führen. Erlaube dir stattdessen gelegentliche Genüsse und achte dabei auf Portionskontrolle und bewusstes Essen.

11) *Beziehe die ganze Familie mit ein:* Ermutige deine Familienmitglieder, sich dir anzuschließen, um den Zuckerkonsum zu reduzieren, indem du sie in die Essensplanung, den Lebensmitteleinkauf und das gemeinsame Kochen einbeziehst. Kinder sind besonders aufgeschlossen, um mehr über Ernährung zu lernen, und können davon profitieren, bereits früh im Leben gesunde Essgewohnheiten zu entwickeln.

12) *Bleibe hydratisiert:* Manchmal wird Durst mit Hunger verwechselt, was zu unnötigem Naschen führen kann. Indem du den ganzen Tag über mit Wasser oder Kräutertees hydratisiert bleibst, kannst du Dehydrierung vorbeugen und das Verlangen nach zuckerhaltigen Lebensmitteln und

Getränken eindämmen. Trage eine wiederverwendbare Wasserflasche bei dich, um eine regelmäßige Flüssigkeitszufuhr zu fördern, egal wo du hingehst.

13) *Suche Unterstützung:* Wenn es dir schwerfällt, den Zuckerkonsum zu reduzieren, zögerst du nicht, Unterstützung von Freunden, Familie oder medizinischem Fachpersonal zu suchen. Der Beitritt zu einer Selbsthilfegruppe oder die Zusammenarbeit mit einem registrierten Ernährungsberater oder Ernährungsberaterin kann dir Rechenschaftspflicht, Ermutigung und individuelle Anleitung bieten, um deine Gesundheitsziele zu erreichen.

14) *Feiere Erfolge:* Wenn du dich auf den Weg machen, deinen Zuckerkonsum zu reduzieren, nimmst du dich Zeit, um deine Erfolge auf dem Weg anzuerkennen und zu feiern. Ob es darum geht, ein neues zuckerfreies Rezept auszuprobieren, der Versuchung bei gesellschaftlichen Zusammenkünften zu widerstehen oder einen Meilenstein auf deiner Gesundheitsreise zu erreichen, jeder Erfolg verdient Anerkennung. Indem du deinen Fortschritt feierst, bleibst du motiviert und inspiriert, positive Veränderungen für dein Wohlbefinden fortzusetzen.

Indem Sie diese praktischen Tipps in Ihre tägliche Routine integrieren, können Sie Ihren Konsum von verstecktem Zucker allmählich reduzieren und Ihre allgemeine Gesundheit und Ihr Wohlbefinden verbessern. Denken Sie daran, dass kleine, nachhaltige Veränderungen im Laufe der Zeit zu signifikanten Verbesserungen Ihrer Gesundheit und Lebensqualität führen können. Bleiben Sie engagiert, bleiben Sie informiert und priorisieren Sie Ihre Gesundheit bei jedem Schritt des Weges.

ZUCKER UND DIE GESUNDHEIT VON KINDERN

1. Auswirkungen von Zucker auf die Gesundheit von Kindern:

Die Kindheit ist eine entscheidende Phase des Wachstums und der Entwicklung, während die ernährungsbedingten Gewohnheiten einen tiefgreifenden Einfluss auf langfristige Gesundheitsergebnisse haben können. Leider sind die weit verbreitete Verfügbarkeit und der Konsum von zuckerhaltigen Lebensmitteln und Getränken zu bedeutenden Ursachen für die steigenden Raten von

Fettleibigkeit, Diabetes und anderen Gesundheitsproblemen bei Kindern geworden. Das Verständnis der Auswirkungen von Zucker auf die Gesundheit von Kindern ist für Eltern, Betreuer und Pädagogen entscheidend, um optimales Wohlbefinden zu fördern und zukünftige Gesundheitskomplikationen zu verhindern.

1) *Fettleibigkeit und Gewichtszunahme:* Übermäßiger Konsum von zuckerhaltigen Lebensmitteln und Getränken ist ein führender Beitrag zur Fettleibigkeit im Kindesalter. Zuckersüße Leckereien wie Bonbons, Kekse, Kuchen und gesüßte Getränke sind kalorienreich, aber arm an lebenswichtigen Nährstoffen, was zu einem Ungleichgewicht zwischen Energieaufnahme und -verbrauch führt. Im Laufe der Zeit kann dieser Kalorienüberschuss zu Gewichtszunahme und Fettleibigkeit führen und das Risiko für damit verbundene Gesundheitsprobleme wie Typ-2-Diabetes, Bluthochdruck und Herzerkrankungen erhöhen.

2) *Typ-2-Diabetes:* Die Prävalenz von Typ-2-Diabetes, der früher als Erkrankung im Erwachsenenalter galt, steigt bei Kindern und Jugendlichen aufgrund schlechter Ernährungsgewohnheiten und Bewegungsmangel.

Übermäßiger Zuckerkonsum trägt zur Insulinresistenz bei. Im Laufe der Zeit kann sich die Insulinresistenz zu Typ-2-Diabetes entwickeln, einer chronischen Erkrankung, die durch hohe Blutzuckerspiegel und beeinträchtigte Insulinfunktion gekennzeichnet ist.

3) *Zahnprobleme:* Zuckerhaltige Lebensmittel und Getränke, insbesondere solche mit hohem Zuckergehalt wie Saccharose und Fruktose, können die Zahngesundheit von Kindern stark beeinträchtigen. Wenn Bakterien im Mund Zucker abbauen, entstehen Säuren, die den Zahnschmelz angreifen und zu Karies, Zahnverfall und Zahnfleischerkrankungen führen können. Der häufige Verzehr von zuckerhaltigen Snacks und Getränken, insbesondere zwischen den Mahlzeiten, erhöht das Risiko von Zahnproblemen und kann kostspielige zahnärztliche Behandlungen und Eingriffe erforderlich machen.

4) *Ernährungsdefizite:* Eine zuckerreiche Ernährung kann nährstoffreiche Lebensmittel aus der Ernährung von Kindern verdrängen und zu ernährungsbedingten Mängeln und einer insgesamt schlechten Gesundheit führen. Zuckerhaltige Lebensmittel und Getränke fehlen oft an essenziellen Vitaminen, Mineralstoffen und anderen Nährstoffen, die für Wachstum, Entwicklung und

Immunfunktion notwendig sind. Indem sie sich mit leeren Kalorien aus zuckerhaltigen Leckereien füllen, können Kinder wichtige Nährstoffe wie Kalzium, Eisen, Vitamin D und Ballaststoffe verpassen, was ihre Anfälligkeit für Infektionen, Müdigkeit und andere Gesundheitsprobleme erhöhen kann.

5) *Verhaltens- und kognitive Auswirkungen:* Neue Forschungen legen nahe, dass es eine Verbindung zwischen hohem Zuckerkonsum und negativen Verhaltens- und kognitiven Ergebnissen bei Kindern gibt. Übermäßiger Zuckerkonsum wurde mit Hyperaktivität, Unaufmerksamkeit und Impulsivität bei einigen Kindern in Verbindung gebracht, was zu Herausforderungen in der schulischen Leistung und sozialen Interaktionen führt. Zusätzlich können Schwankungen im Blutzuckerspiegel aufgrund von zuckerhaltigen Snacks und Getränken zu Stimmungsschwankungen, Reizbarkeit und Konzentrationsschwierigkeiten beitragen und die allgemeine Gesundheit und Lebensqualität von Kindern beeinträchtigen.

6) *Sucht und Verlangen:* Zucker hat süchtig machende Eigenschaften, die zu Verlangen, Abhängigkeit und ungesunden Essgewohnheiten bei Kindern führen können.

Der Verzehr von zuckerhaltigen Lebensmitteln und Getränken löst die Freisetzung von Dopamin aus, einem Neurotransmitter, der mit Vergnügen und Belohnung in den Belohnungszentren des Gehirns verbunden ist. Im Laufe der Zeit kann wiederholte Exposition gegenüber Zucker die Dopaminrezeptoren desensibilisieren und zu Toleranz und Verlangen nach immer höheren Dosen Zucker führen, um die gleichen angenehmen Effekte zu erzielen. Dieser Suchtzyklus kann zu lebenslangen Problemen mit der Gewichtskontrolle und schlechten Ernährungsgewohnheiten beitragen.

7) *Risiko chronischer Krankheiten:* Übermäßiger Zuckerkonsum im Kindesalter legt den Grundstein für die Entwicklung chronischer Krankheiten im späteren Leben. Kinder, die sich von zuckerreichen Diäten ernähren, haben im Erwachsenenalter ein höheres Risiko für die Entwicklung von Fettleibigkeit, Typ-2-Diabetes, Herzerkrankungen und anderen Stoffwechselerkrankungen. Die langfristigen Folgen eines unkontrollierten Zuckerkonsums unterstreichen die Bedeutung der Förderung gesunder Essgewohnheiten und Lebensstil-Verhaltensweisen von klein auf, um zukünftige Gesundheitskomplikationen zu verhindern.

Um die nachteiligen Auswirkungen von Zucker auf die Gesundheit von Kindern zu mildern, ist ein vielschichtiger Ansatz erforderlich. Bildungs- und Sensibilisierungskampagnen können Familien, Schulen und Gemeinden dazu befähigen, informierte Entscheidungen über Ernährung zu treffen und gesunde Essumgebungen zu fördern. Richtlinien und Vorschriften, die darauf abzielen, die Exposition von Kindern gegenüber der Vermarktung von zuckerhaltigen Lebensmitteln und Getränken zu reduzieren, den Zugang zu nahrhaften Lebensmitteln zu verbessern und körperliche Aktivität zu fördern, sind entscheidend für die Schaffung unterstützender Umgebungen, die die Gesundheit und das Wohlbefinden von Kindern priorisieren.

Abschließend sind die Auswirkungen von Zucker auf die Gesundheit von Kindern weitreichend und vielschichtig und umfassen physische, emotionale und soziale Dimensionen. Durch das Verständnis für die Auswirkungen von Zucker auf die kindliche Entwicklung und die Umsetzung evidenzbasierter Strategien zur Förderung gesunder Ernährungsgewohnheiten können wir das Wohlergehen zukünftiger Generationen sicherstellen und Kinder dazu befähigen, sowohl jetzt als auch in den kommenden Jahren erfolgreich zu sein.

2. Trends im Zuckerkonsum bei Kindern:

Das Verständnis der Muster und Trends des Zuckerkonsums bei Kindern ist entscheidend, um den wachsenden Gesundheitsbedenken im Zusammenhang mit übermäßigem Zuckerkonsum zu begegnen. In den letzten Jahrzehnten haben Veränderungen der Ernährungsgewohnheiten, Veränderungen der Lebensmittelumgebung und kulturelle Einflüsse signifikante Veränderungen in der Art und Weise mit sich gebracht, wie Kinder Zucker konsumieren. Durch die Untersuchung dieser Trends können politische Entscheidungsträger, Gesundheitsfachkräfte und Betreuer gezielte Interventionen entwickeln, um gesündere Essverhaltensweisen zu fördern und die negativen Auswirkungen übermäßigen Zuckerkonsums auf die Gesundheit von Kindern zu mildern.

1) *Historischer Hintergrund:* Im Laufe des letzten Jahrhunderts ist ein deutlicher Anstieg des Zuckerkonsums bei Kindern zu beobachten, parallel zu den Trends in der breiteren Bevölkerung. Historisch gesehen galt Zucker als Luxusgut und wurde sparsam als besonderer Genuss konsumiert. Fortschritte in der Lebensmittelproduktion, -verarbeitung und -vermarktung haben jedoch zu einer weit verbreiteten

Verfügbarkeit und Erschwinglichkeit von zuckerhaltigen Lebensmitteln und Getränken geführt, was sie für Kinder zugänglicher macht als je zuvor.

2) *Aufstieg von verarbeiteten Lebensmitteln:* Die Verbreitung von verarbeiteten und Convenience-Lebensmitteln in der Ernährung von Kindern hat erheblich zum erhöhten Zuckerkonsum beigetragen. Verpackte Snacks, Frühstücksflocken, gesüßte Getränke und Fast-Food-Produkte enthalten oft hohe Mengen an zugesetztem Zucker, um Geschmack, Textur und Haltbarkeit zu verbessern. Diese bequemen, aber ernährungsphysiologisch armen Optionen sind zu Grundnahrungsmitteln in vielen Kinderernährungen geworden und verdrängen vollwertige, nährstoffreiche Lebensmittel wie Obst, Gemüse und Vollkornprodukte.

3) *Marketing an Kinder:* Die Lebensmittelwerbung spielt eine bedeutende Rolle bei der Gestaltung der Vorlieben, Einstellungen und Verhaltensweisen von Kindern in Bezug auf zuckerhaltige Lebensmittel und Getränke. Werbungen, die sich an Kinder richten, bewerben oft zuckerhaltige Snacks, Müslis, Softdrinks und Fast-Food-Mahlzeiten mit bunten Verpackungen, eingängigen Slogans und ansprechenden Charakteren oder Maskottchen. Diese

Marketingtaktiken erzeugen einen "Nervfaktor", der Kinder dazu beeinflusst, Produkte mit hohem Zuckergehalt zu verlangen und zu konsumieren.

4) *Schulumgebungen:* Schulen spielen eine zentrale Rolle bei der Gestaltung der Ernährungsgewohnheiten von Kindern und ihrer Exposition gegenüber zuckerhaltigen Lebensmitteln. Viele Schulcafeterien und Verkaufsautomaten bieten eine Vielzahl von zuckerhaltigen Snacks, Desserts und Getränken an, was zu übermäßigem Zuckerkonsum bei den Schülern beiträgt. Darüber hinaus werden bei schulischen Veranstaltungen, Spendenaktionen und Feiern häufig zuckerhaltige Leckereien als Belohnungen oder Anreize eingesetzt, was die Verbindung zwischen Zuckerkonsum und positiven Erfahrungen verstärkt.

5) *Familiendynamik:* Familiendynamik und elterliches Verhalten beeinflussen maßgeblich die Zuckerkonsummuster von Kindern. Kinder orientieren sich oft an den Ernährungsvorlieben und -gewohnheiten ihrer Eltern und Betreuer. Familien, die regelmäßig zuckerhaltige Lebensmittel und Getränke zu Hause konsumieren, geben diese Gewohnheiten eher an ihre Kinder weiter und perpetuieren so einen Kreislauf des hohen Zuckerkonsums über Generationen hinweg.

6) *Kulturelle Einflüsse:* Kulturelle Faktoren spielen ebenfalls eine Rolle bei der Gestaltung der Ernährungsgewohnheiten von Kindern und ihrer Einstellung zum Zucker. In einigen Kulturen sind zuckerhaltige Lebensmittel und Getränke tief in traditionelle Feierlichkeiten, Rituale und gesellschaftliche Zusammenkünfte verwurzelt. Als Ergebnis können Kinder bereits in jungen Jahren zuckerhaltigen Leckereien ausgesetzt sein und eine Vorliebe für süße Geschmacksrichtungen entwickeln, die bis ins Erwachsenenalter bestehen bleibt.

Trotz dieser besorgniserregenden Trends gibt es ein wachsendes Bewusstsein für die negativen gesundheitlichen Auswirkungen des übermäßigen Zuckerkonsums bei Kindern, was zu einem Wechsel zu gesünderen Optionen führt. Eltern, Pädagogen, Gesundheitsfachkräfte und Politiker setzen sich zunehmend für Maßnahmen und Initiativen ein, die gesunde Ernährungsgewohnheiten fördern, die Exposition von Kindern gegenüber zuckerhaltigen Lebensmitteln und Getränken begrenzen und unterstützende Umgebungen für ein gesundes Leben schaffen.

Ernährungsbildungsprogramme an Schulen, Gemeindezentren und Gesundheitseinrichtungen spielen eine wichtige Rolle dabei, Kinder und Familien zu befähigen, gesündere Lebensmittel zu wählen. Indem sie evidenzbasierte Informationen über die Bedeutung ausgewogener Ernährung, die schädlichen Auswirkungen eines übermäßigen Zuckerkonsums und praktische Strategien zur Reduzierung des Zuckerverbrauchs bereitstellen, können diese Programme dazu beitragen, lebenslange Gewohnheiten gesunder Ernährung zu fördern.

Abschließend ist es wichtig, die Trends und Muster des Zuckerkonsums bei Kindern zu verstehen, um wirksame Strategien zur Förderung gesünderer Essgewohnheiten zu entwickeln und Übergewicht und damit verbundene Gesundheitsprobleme im Kindesalter zu verhindern. Indem wir die komplexen Faktoren ansprechen, die zu einem übermäßigen Zuckerkonsum beitragen, können wir Umgebungen schaffen, die die Gesundheit und das Wohlbefinden von Kindern unterstützen und sie auf einen Weg zu lebenslanger Gesundheit und Vitalität führen.

3. Praktische Möglichkeiten, den Zuckerkonsum in der Ernährung von Kindern zu begrenzen:

Als Eltern und Betreuer ist es wichtig, die Gesundheit unserer Kinder zu priorisieren, indem wir ihnen helfen, früh im Leben gesunde Essgewohnheiten zu entwickeln. Mit der Verbreitung von zuckerhaltigen Lebensmitteln und Getränken in der heutigen Gesellschaft ist es wichtiger denn je, proaktive Maßnahmen zu ergreifen, um den Zuckerkonsum zu begrenzen und nahrhafte Entscheidungen zu fördern. Hier sind einige praktische Möglichkeiten, den Zuckerkonsum in der Ernährung von Kindern zu reduzieren:

1) *Vorbild sein:* Kinder lernen, indem sie das Verhalten der Menschen um sie herum beobachten, daher ist es für Eltern und Betreuer entscheidend, gesunde Essgewohnheiten vorzuleben. Machen Sie bewusste Anstrengungen, um nahrhafte Lebensmittel und Getränke auszuwählen und Ihren eigenen Konsum von zuckerhaltigen Snacks und Getränken zu begrenzen. Indem Sie eine positive Einstellung zum gesunden Essen zeigen, können Sie Ihre Kinder dazu inspirieren, es Ihnen gleichzutun.

2) *Bildung über Ernährung:* Nehmen Sie sich Zeit, um Kinder über die Bedeutung ausgewogener Ernährung und die

Auswirkungen zuckerhaltiger Lebensmittel auf ihre Gesundheit aufzuklären. Verwenden Sie altersgerechte Sprache und visuelle Hilfsmittel, um zu erklären, wie zu viel Zucker zu Gewichtszunahme, Karies und anderen Gesundheitsproblemen führen kann. Ermutigen Sie Kinder dazu, neugierig auf die Lebensmittel zu werden, die sie essen, und stärken Sie sie darin, informierte Entscheidungen zu treffen.

3) *Vorräte an gesunden Snacks auffüllen:* Halten Sie Ihren Vorratsschrank und Kühlschrank mit gesunden Snacks bestückt, die wenig zugesetzten Zucker enthalten. Frisches Obst und Gemüse, Vollkorn-Cracker, Nüsse, Samen und Naturjoghurt sind nahrhafte Optionen, die den Hunger zwischen den Mahlzeiten stillen können, ohne zu übermäßigem Zuckerkonsum beizutragen. Machen Sie diese Lebensmittel leicht zugänglich und sichtbar, um Kinder dazu zu ermutigen, danach zu greifen, wenn sie hungrig sind.

4) *Zuckerhaltige Getränke begrenzen:* Zuckerhaltige Getränke wie Limonade, Fruchtsaft, Sportgetränke und aromatisierte Milch sind Hauptquellen für versteckte Zucker in der Ernährung von Kindern. Ermutigen Sie Kinder dazu, zu den Mahlzeiten Wasser oder Milch zu trinken, und beschränken

Sie ihren Konsum von zuckerhaltigen Getränken auf besondere Anlässe. Erwägen Sie, Fruchtsaft mit Wasser zu verdünnen oder selbstgemachtes Fruchtwasser als erfrischende Alternative anzubieten.

5) *Gemeinsam Lebensmittelkennzeichnungen lesen:* Bringen Sie Kindern bei, wie man Lebensmittelkennzeichnungen liest und Nährwertinformationen interpretiert. Ermutigen Sie sie, versteckte Zucker in der Zutatenliste zu suchen und Produkte mit minimalen zugesetzten Zuckern zu wählen. Nutzen Sie Einkaufsfahrten als Gelegenheit, Kinder dazu einzubeziehen, nahrhafte Lebensmittel auszuwählen und verschiedene Optionen zu vergleichen.

6) *Kinder in die Zubereitung von Mahlzeiten einbeziehen:* Binden Sie Kinder in die Mahlzeitplanung und -zubereitung ein, um ein Gefühl von Eigenverantwortung und Begeisterung für gesunde Ernährung zu fördern. Erlauben Sie ihnen, bei der Auswahl von Rezepten zu helfen, Zutaten einzukaufen und beim Kochen und Servieren von Mahlzeiten zu assistieren. Wenn Kinder bei der Zubereitung ihrer Mahlzeiten mitwirken, sind sie eher bereit, neue Lebensmittel auszuprobieren und eine Vorliebe für nahrhafte Optionen zu entwickeln.

7) *Setzen Sie klare Grenzen:* Legen Sie klare Richtlinien für süße Leckereien und Snacks in Ihrem Haushalt fest. Kommunizieren Sie Ihre Erwartungen an die Kinder und setzen Sie Grenzen für die Häufigkeit und Menge an süßen Lebensmitteln, die sie konsumieren können. Ermutigen Sie sie, Süßigkeiten in Maßen als Teil einer ausgewogenen Ernährung zu genießen, anstatt sie täglich zu verwöhnen.

8) *Bieten Sie ausgewogene Mahlzeiten an:* Konzentrieren Sie sich darauf, ausgewogene Mahlzeiten anzubieten, die eine Vielzahl von nährstoffreichen Lebensmitteln aus allen Lebensmittelgruppen enthalten. Streben Sie danach, bei jeder Mahlzeit mageres Eiweiß, Vollkornprodukte, Obst, Gemüse und gesunde Fette einzubeziehen, um den Kindern die essenziellen Nährstoffe für Wachstum und Entwicklung zu geben. Ausgewogene Mahlzeiten helfen, den Blutzuckerspiegel zu stabilisieren und das Verlangen nach süßen Snacks zu reduzieren.

9) *Seien Sie kreativ mit Geschmack:* Experimentieren Sie mit natürlichen Geschmacksverstärkern wie Kräutern, Gewürzen, Zitronenschale und ungesüßten Saucen, um Mahlzeiten Tiefe und Komplexität zu verleihen, ohne auf zugesetzten Zucker zurückzugreifen. Sie können auch Kinder dazu ermutigen, neue Aromen und Texturen zu

entdecken, indem Sie ihnen eine vielfältige Palette von Lebensmitteln aus verschiedenen kulturellen Küchen vorstellen.

10) *Fördern Sie achtsames Essen:* Bringen Sie Kindern bei, auf ihren Körper zu hören und achtsam zu essen, indem sie auf Hunger- und Sättigungssignale achten. Ermutigen Sie sie, langsam zu essen, ihr Essen zu genießen und aufzuhören zu essen, wenn sie sich zufrieden fühlen, anstatt überfüllt. Indem Sie achtsame Essgewohnheiten fördern, können Sie Kindern helfen, eine gesunde Beziehung zum Essen aufzubauen und das gedankenlose Snacken zu reduzieren.

11) *Planen Sie im Voraus für besondere Anlässe:* An besonderen Anlässen wie Geburtstagen, Feiertagen und Feierlichkeiten planen Sie im Voraus, gesündere Alternativen zu traditionellen süßen Leckereien anzubieten. Erkunden Sie kreative Möglichkeiten wie Obstspieße, Joghurt-Parfaits, hausgemischter Müsliriegel oder Vollkornmuffins, gesüßt mit Fruchtpüree. Indem Sie nahrhafte Alternativen bieten, können Sie besondere Momente feiern, ohne gesunde Essgewohnheiten zu stören.

12) *Lehren Sie Widerstandsfähigkeit und Flexibilität:* Helfen Sie Kindern, Widerstandsfähigkeit und Flexibilität zu entwickeln, indem Sie ihnen beibringen, wie sie soziale

Situationen und den Gruppendruck im Zusammenhang mit Essensentscheidungen bewältigen können. Fördern Sie offene Kommunikation und stärken Sie Kinder darin, selbstbewusste Entscheidungen darüber zu treffen, was sie essen, auch in schwierigen Situationen. Indem Sie sie mit den Fähigkeiten ausstatten, unabhängig gesunde Entscheidungen zu treffen, stellen Sie sie langfristig auf Erfolg ein.

13) *Feiern Sie Fortschritte, nicht Perfektion:* Feiern Sie kleine Erfolge und Fortschritte hin zu gesünderen Essgewohnheiten, anstatt sich ausschließlich auf Perfektion zu konzentrieren. Anerkennen und loben Sie die Bemühungen der Kinder, gesunde Entscheidungen zu treffen, und ermutigen Sie sie, weiterhin nach Verbesserungen zu streben. Indem Sie eine positive und unterstützende Umgebung fördern, können Sie die Kinder dazu motivieren, positive Veränderungen in ihrer Ernährung und ihrem Lebensstil fortzusetzen.

14) *Suchen Sie bei Bedarf professionelle Hilfe:* Wenn Sie Schwierigkeiten haben, den Zuckerkonsum Ihres Kindes zu kontrollieren oder Bedenken bezüglich seiner Ernährung haben, zögern Sie nicht, Rat von einem registrierten Ernährungsberater oder Kinderarzt einzuholen. Diese

Fachleute können personalisierte Empfehlungen, Unterstützung und Ressourcen anbieten, um Ihnen dabei zu helfen, spezifische Herausforderungen anzugehen und die optimale Gesundheit Ihres Kindes zu fördern.

Durch die Umsetzung dieser praktischen Strategien können Sie Ihren Kindern helfen, gesunde Essgewohnheiten zu entwickeln, die sie ihr ganzes Leben lang begleiten werden. Denken Sie daran, dass sich kleine Veränderungen im Laufe der Zeit summieren, und Ihre Bemühungen, den Zuckerkonsum zu begrenzen und eine ausgewogene Ernährung zu fördern, sind unschätzbare Investitionen in die Gesundheit und das Wohlbefinden Ihrer Kinder.

ZUCKER UND DAS ALTERN

1. Auswirkungen von Zucker auf den Alterungsprozess:

Mit zunehmendem Alter durchlaufen unsere Körper eine Reihe von Veränderungen, die von verschiedenen Faktoren wie Ernährung und Lebensstil beeinflusst werden können. Neue Forschungsergebnisse deuten darauf hin, dass übermäßiger

Zuckerkonsum den Alterungsprozess beschleunigen und zu altersbedingten Gesundheitsproblemen beitragen kann. Das Verständnis der Auswirkungen von Zucker auf den Alterungsprozess ist entscheidend für die Förderung eines gesunden Alterns und die Minderung des Risikos altersbedingter Krankheiten. Hier ein genauerer Blick darauf, wie Zucker das Altern beeinflusst und Strategien zur Unterstützung optimaler Gesundheit im Alter:

1) *Bildung von fortgeschrittenen Glykationsendprodukten (AGEs):* Wenn Zuckermoleküle im Blutkreislauf an Proteine und Fette binden, was als Glykation bekannt ist, bilden sie schädliche Verbindungen, die als fortgeschrittene Glykationsendprodukte (AGEs) bezeichnet werden. AGEs können sich in Geweben im gesamten Körper ansammeln und zu oxidativem Stress, Entzündungen und Gewebeschäden führen. Im Laufe der Zeit kann die Anhäufung von AGEs zur Entwicklung altersbedingter Erkrankungen wie Herz-Kreislauf-Erkrankungen, Alzheimer-Krankheit und Hautalterung beitragen.

2) *Kollagenabbau und Hautalterung:* Kollagen, ein strukturelles Protein, das der Haut Festigkeit und Elastizität verleiht, ist anfällig für Schäden durch Zuckermoleküle

durch Glykation. Wenn Zuckermoleküle an Kollagenfasern binden, beeinträchtigen sie die Struktur und Funktion des Proteins, was zur Bildung von Falten, schlaffer Haut und anderen Anzeichen vorzeitiger Hautalterung führt. Darüber hinaus kann die Glykation die natürlichen Reparaturmechanismen des Körpers stören, was den Alterungsprozess weiter verschlimmert und zu Hautproblemen beiträgt.

3) *Erhöhter oxidativer Stress:* Ein übermäßiger Zuckerkonsum kann zu einem erhöhten oxidativen Stress führen, einem Prozess, der durch ein Ungleichgewicht zwischen freien Radikalen und Antioxidantien im Körper gekennzeichnet ist. Freie Radikale sind hochreaktive Moleküle, die Zellen, Proteine und DNA schädigen können und so zu beschleunigtem Altern und altersbedingten Krankheiten beitragen. Antioxidantien helfen dabei, freie Radikale zu neutralisieren und Zellen vor oxidativem Schaden zu schützen, aber eine Ernährung, die reich an Zucker ist, kann die antioxidativen Abwehrmechanismen des Körpers überfordern und zu oxidativem Stress und Zellfunktionsstörungen führen.

4) *Entzündungen und chronische Krankheiten:* Chronische Entzündungen sind ein Kennzeichen des Alterns und stehen

eng mit der Entwicklung altersbedingter Krankheiten wie Herzkrankheiten, Diabetes und neurodegenerativen Störungen in Verbindung. Ein übermäßiger Zuckerkonsum kann Entzündungen fördern, indem er entzündliche Wege im Körper aktiviert und die Produktion proentzündlicher Zytokine stimuliert. Anhaltende Entzündungen können zu Gewebeschäden, beeinträchtigter Immunfunktion und beschleunigtem Altern beitragen, was die Bedeutung der Reduzierung des Zuckerkonsums für ein gesundes Altern unterstreicht.

5) *Auswirkungen auf die Zellseneszenz:* Die zelluläre Seneszenz, der Prozess, bei dem Zellen aufhören sich zu teilen und in einen Zustand des permanenten Wachstumsstillstands übergehen, spielt eine Rolle beim Altern und bei altersbedingten Krankheiten. Neue Erkenntnisse legen nahe, dass ein hoher Zuckerkonsum die zelluläre Seneszenz beschleunigen kann, indem er oxidativen Stress, DNA-Schäden und Entzündungen fördert. Seneszente Zellen häufen sich im Laufe der Zeit im Gewebe an und tragen zur Gewebsdysfunktion und zum Fortschreiten altersbedingter Erkrankungen bei.

6) *Beeinträchtigte mitochondriale Funktion:* Mitochondrien, die energieproduzierenden Organellen innerhalb von Zellen,

spielen eine entscheidende Rolle im Energiestoffwechsel und in der zellulären Funktion. Ein übermäßiger Zuckerkonsum hat sich als Beeinträchtigung der mitochondrialen Funktion erwiesen, indem er oxidativen Stress und Entzündungen fördert, die zelluläre Energieproduktion stört und zur mitochondrialen Dysfunktion beiträgt. Mitochondriale Dysfunktion ist mit altersbedingtem Abbau der zellulären Funktion und der Entwicklung altersbedingter Krankheiten verbunden.

Die kumulativen Auswirkungen von zuckerinduziertem oxidativem Stress, Entzündungen, Glykation und mitochondrialer Dysfunktion können das Risiko altersbedingter Krankheiten wie Herz-Kreislauf-Erkrankungen, Typ-2-Diabetes, neurodegenerativen Störungen und bestimmten Krebsarten erhöhen. Durch die Förderung von systemischen Schäden an Geweben und Organen kann ein übermäßiger Zuckerkonsum den Beginn und das Fortschreiten dieser Zustände beschleunigen und die allgemeine Gesundheit und Lebensqualität älterer Erwachsener beeinträchtigen.

Indem Sie einen ganzheitlichen Ansatz für Gesundheit verfolgen, der achtsames Essen, regelmäßige körperliche Aktivität, Stressmanagement, erholsamen Schlaf und soziale

Kontakte umfasst, können Sie gesundes Altern unterstützen und die Auswirkungen von Zucker auf den Alterungsprozess mindern. Priorisieren Sie Selbstfürsorge, hören Sie auf die Bedürfnisse Ihres Körpers und treffen Sie informierte Entscheidungen, die Vitalität, Langlebigkeit und Wohlbefinden fördern, während Sie den Alterungsprozess durchlaufen. Weitere Empfehlungen für ein gesundes Altern werden im dritten Abschnitt dieses Kapitels erörtert.

2. Die Rolle von Zucker bei altersbedingten Krankheiten:

Mit zunehmendem Alter steigt unser Risiko, chronische Krankheiten wie Herz-Kreislauf-Erkrankungen, Typ-2-Diabetes, neurodegenerative Erkrankungen und bestimmte Krebsarten zu entwickeln. Neue Forschungen legen nahe, dass übermäßiger Zuckerkonsum eine wesentliche Rolle bei der Entstehung und dem Verlauf dieser altersbedingten Krankheiten spielt. Das Verständnis der Mechanismen, durch die Zucker zu diesen Erkrankungen beiträgt, ist entscheidend für die Förderung eines gesunden Alterns und die Minderung des Risikos altersbedingter Gesundheitsprobleme. Hier werfen wir einen genaueren Blick auf die Rolle von Zucker bei altersbedingten

Krankheiten und Strategien, um seine Auswirkungen zu reduzieren:

1) Herzerkrankungen:

Auswirkungen auf Blutfette: Ein hoher Zuckerkonsum, insbesondere in Form von zugesetztem Zucker wie Saccharose und Maissirup mit hohem Fruchtzuckergehalt, wurde mit nachteiligen Veränderungen der Blutfettwerte in Verbindung gebracht. Ein übermäßiger Zuckerkonsum kann die Triglyceridwerte erhöhen, den Gehalt an High-Density-Lipoprotein (HDL)-Cholesterin senken und die Anreicherung schädlicher Low-Density-Lipoprotein (LDL)-Cholesterinpartikel fördern, was zu Arteriosklerose und einem erhöhten kardiovaskulären Risiko führt.

Förderung von Entzündungen: Es wurde gezeigt, dass der Konsum von Zucker chronische Entzündungen fördert, ein wesentlicher Treiber für Arteriosklerose und Herz-Kreislauf-Erkrankungen. Ein hoher Zuckerkonsum kann entzündliche Signalwege im Körper aktivieren, was zur Produktion proinflammatorischer Zytokine und zur Rekrutierung von Immunzellen an die Arterienwände führt. Chronische Entzündungen tragen durch die Förderung von endothelialer

Dysfunktion, Plaquebildung und Thrombose zur Entwicklung und Progression von Herz-Kreislauf-Erkrankungen bei.

2) Typ-2-Diabetes:

Insulinresistenz: Übermäßiger Zuckerkonsum trägt maßgeblich zur Insulinresistenz bei, einer Bedingung, bei der Zellen weniger auf Insulin reagieren, das Hormon, das für die Regulation des Blutzuckerspiegels verantwortlich ist. Der chronische Verzehr von zuckerhaltigen Lebensmitteln und Getränken kann zu erhöhtem Blutzuckerspiegel führen und zu kompensatorischen Erhöhungen der Insulinsekretion führen, was letztendlich zu einer beeinträchtigten Glukosetoleranz und Typ-2-Diabetes führt.

Fehlfunktion der Betazellen: Eine längere Exposition gegenüber hohen Glukose- und Insulinspiegeln kann die pankreatischen Betazellen schädigen, die für die Produktion und Sekretion von Insulin verantwortlich sind. Im Laufe der Zeit kann die Fehlfunktion der Betazellen die Insulinsekretion beeinträchtigen und die Insulinresistenz verschlimmern, was einen Teufelskreis schafft, der zum Fortschreiten von Typ-2-Diabetes beiträgt.

3) Neurodegenerative Erkrankungen:

Alterung des Gehirns: Ein hoher Zuckerkonsum wurde mit beschleunigter Gehirnalterung und einem erhöhten Risiko für neurodegenerative Erkrankungen wie Alzheimer-Krankheit und Demenz in Verbindung gebracht. Ein übermäßiger Zuckerkonsum kann oxidative Stress, Entzündungen und mitochondriale Dysfunktion im Gehirn fördern, was zu neuronalen Schäden, kognitivem Abbau und der Ansammlung von toxischen Proteinaggregaten führt, die mit neurodegenerativen Erkrankungen verbunden sind.

Beeinträchtigte kognitive Funktion: Der chronische Verzehr von zuckerhaltigen Lebensmitteln und Getränken wurde mit beeinträchtigter kognitiver Funktion, Gedächtnisstörungen und einer Abnahme des Hirnvolumens bei älteren Erwachsenen in Verbindung gebracht. Ein hoher Zuckerkonsum kann die Signalübertragung der Neurotransmitter stören, die synaptische Plastizität beeinträchtigen und die neurotrophen Faktoren stören, die an neuronalem Wachstum und Überleben beteiligt sind, was zu kognitivem Abbau und altersbedingten kognitiven Störungen beiträgt.

4) Krebs:

Förderung des Tumorwachstums: Ein hoher Zuckerkonsum kann die Entstehung und das Fortschreiten von Krebs fördern, indem er Treibstoff für das Tumorwachstum und die Zellvermehrung bereitstellt. Krebszellen haben einen hohen Stoffwechselbedarf an Glukose und sind auf die Glykolyse angewiesen, den Prozess, bei dem Zellen Glukose für Energie abbauen, um ihr schnelles Wachstum und ihre Vermehrung zu unterstützen. Ein übermäßiger Zuckerkonsum kann zum Fortschreiten des Tumors beitragen, indem er den Krebszellen die Energie und Ressourcen liefert, die sie benötigen, um zu gedeihen.

Insulin-ähnlicher Wachstumsfaktor (IGF) Signalweg: Erhöhte Insulinspiegel aufgrund chronischen Zuckerkonsums können die Produktion von insulinähnlichem Wachstumsfaktor (IGF) stimulieren, einem Hormon, das das Zellwachstum und die Zellvermehrung fördert. Eine fehlregulierte IGF-Signalgebung wurde mit der Entwicklung und dem Fortschreiten von Krebs in Verbindung gebracht, insbesondere bei Krebserkrankungen der Brust, des Dickdarms, der Prostata und der Bauchspeicheldrüse.

Durch die Annahme einer ausgewogenen Ernährung, regelmäßige körperliche Aktivität und die Minimierung des Zuckerkonsums können Sie Ihr Risiko für altersbedingte Krankheiten verringern und gesundes Altern fördern. Priorisieren Sie ganze, minimal verarbeitete Lebensmittel und achten Sie auf Ihren Zuckerkonsum, um optimale Gesundheit und Wohlbefinden im Alter zu unterstützen. Im nächsten Abschnitt werden wir einen genaueren Blick auf wichtige Empfehlungen für gesundes Altern und die Reduzierung der Risiken übermäßigen Zuckerkonsums werfen.

3. Ernährungsempfehlungen für gesundes Altern:

Mit zunehmendem Alter ändern sich unsere Ernährungsbedürfnisse, und eine gesunde Ernährung wird immer wichtiger, um die allgemeine Gesundheit, Vitalität und das Wohlbefinden zu fördern. Eine ausgewogene Ernährung, reich an lebenswichtigen Nährstoffen, kann dazu beitragen, ein gesundes Altern zu unterstützen und das Risiko altersbedingter Krankheiten zu reduzieren. Hier sind einige Ernährungsempfehlungen, um gesundes Altern zu fördern:

1) Fokus auf nährstoffreiche Lebensmittel: Betonen Sie ganze, minimal verarbeitete Lebensmittel, die reich an essenziellen

Nährstoffen wie Vitaminen, Mineralstoffen, Ballaststoffen und Antioxidantien sind. Wählen Sie eine Vielzahl von buntem Obst und Gemüse, Vollkornprodukten, magerem Eiweiß und gesunden Fetten, um Ihrem Körper die benötigten Nährstoffe für optimale Gesundheit und Vitalität zu bieten.

2) Priorisierung proteinreicher Lebensmittel: Protein spielt eine entscheidende Rolle bei der Erhaltung von Muskelmasse, Kraft und Funktion im Alter. Beziehen Sie proteinreiche Lebensmittel wie mageres Fleisch, Geflügel, Fisch, Eier, Milchprodukte, Hülsenfrüchte, Nüsse und Samen in Ihre Ernährung ein, um die Muskelgesundheit zu unterstützen und altersbedingten Muskelabbau zu verhindern.

3) Einbeziehung von Omega-3-Fettsäuren: Omega-3-Fettsäuren, die in fettem Fisch wie Lachs, Makrele und Sardinen sowie in Leinsamen, Chiasamen und Walnüssen vorkommen, haben entzündungshemmende und herzgesunde Vorteile gezeigt. Beziehen Sie Quellen von Omega-3-Fettsäuren in Ihre Ernährung ein, um die Gesundheit des Gehirns, des Herz-Kreislauf-Systems und das allgemeine Wohlbefinden zu unterstützen.

4) Ausreichende Flüssigkeitszufuhr: Ausreichende Flüssigkeitszufuhr ist entscheidend für die Aufrechterhaltung optimaler Gesundheit und Wohlbefinden, insbesondere im Alter. Trinken Sie den ganzen Tag über ausreichend Wasser und nehmen Sie hydratisierende Lebensmittel wie Obst, Gemüse, Suppen und Kräutertees in Ihre Ernährung auf, um die Flüssigkeitszufuhr und die allgemeine Gesundheit zu unterstützen.

5) Begrenzung von zugesetztem Zucker und verarbeiteten Lebensmitteln: Minimieren Sie den Verzehr von zuckerhaltigen Lebensmitteln und Getränken sowie von verarbeiteten und ultra-verarbeiteten Lebensmitteln, die reich an zugesetztem Zucker, ungesunden Fetten und Natrium sind. Diese Lebensmittel können zu Entzündungen, oxidativem Stress und chronischen Krankheiten beitragen, daher entscheiden Sie sich wann immer möglich für ganze, nährstoffreiche Lebensmittel.

6) Auswahl gesunder Fette: Beziehen Sie Quellen gesunder Fette in Ihre Ernährung ein, wie Avocados, Olivenöl, Nüsse, Samen und fetten Fisch, die essenzielle Fettsäuren liefern und die Herzgesundheit, Gehirnfunktion und das allgemeine Wohlbefinden unterstützen. Begrenzen Sie den Konsum von

gesättigten und Transfetten, die in verarbeiteten und frittierten Lebensmitteln enthalten sind, um das Risiko von Herz-Kreislauf-Erkrankungen zu reduzieren.

7) Ausreichende Ballaststoffzufuhr: Ballaststoffe sind wichtig für die Verdauungsgesundheit, Gewichtsmanagement und die Reduzierung des Risikos chronischer Krankheiten wie Herzkrankheiten, Typ-2-Diabetes und bestimmter Krebsarten. Nehmen Sie ballaststoffreiche Lebensmittel wie Obst, Gemüse, Vollkornprodukte, Hülsenfrüchte, Nüsse und Samen in Ihre Ernährung auf, um die Verdauung zu fördern und die allgemeine Gesundheit zu unterstützen.

8) Portionskontrolle praktizieren: Achten Sie auf Portionsgrößen und praktizieren Sie bewusstes Essen, um Überessen zu vermeiden und ein gesundes Gewichtsmanagement zu fördern. Zielen Sie darauf ab, die Hälfte Ihres Tellers mit Obst und Gemüse, ein Viertel mit magerem Eiweiß und ein Viertel mit Vollkornprodukten oder stärkehaltigem Gemüse zu füllen, um ausgewogene Mahlzeiten zu erstellen.

9) Kluge Ergänzungen: Sprechen Sie mit Ihrem Arzt darüber, ob Sie von Nahrungsergänzungsmitteln profitieren können, um spezifische Nährstoffbedürfnisse oder -defizite zu adresssen. Obwohl es am besten ist, Nährstoffe aus ganzen

Lebensmitteln zu beziehen, können Nahrungsergänzungsmittel hilfreich sein, um ernährungsbedingte Lücken zu schließen oder die allgemeine Gesundheit zu unterstützen, insbesondere für ältere Erwachsene mit spezifischen Gesundheitsbedenken.

10) Regelmäßige körperliche Aktivität: Engagieren Sie sich in regelmäßiger körperlicher Aktivität, um die Herz-Kreislauf-Gesundheit zu unterstützen, Muskelmasse und -kraft zu erhalten und das allgemeine Wohlbefinden im Alter zu fördern. Integrieren Sie eine Kombination aus aerobem Training, Krafttraining, Flexibilitäts- und Gleichgewichtsübungen in Ihre Routine, um optimale körperliche Funktion und Mobilität zu unterstützen.

11) Stressmanagement und Entspannungstechniken: Chronischer Stress kann den Alterungsprozess beschleunigen und das Risiko altersbedingter Krankheiten erhöhen. Praktizieren Sie Stressmanagement-Techniken wie Achtsamkeitsmeditation, Atemübungen, Yoga und Tai Chi, um Entspannung zu fördern, Stress zu reduzieren und die mentale und emotionale Gesundheit im Alter zu unterstützen.

12) Qualitätsschlaf: Priorisieren Sie qualitativ hochwertigen Schlaf, um zelluläre Reparatur, Immunfunktion, kognitive

Gesundheit und allgemeine Vitalität im Alter zu unterstützen. Streben Sie sieben bis neun Stunden erholsamen Schlaf pro Nacht an und etablieren Sie eine entspannende Schlafenszeit-Routine, um Entspannung zu fördern und Ihren Körper auf den Schlaf vorzubereiten. Schaffen Sie eine komfortable Schlafumgebung ohne Ablenkungen und beschränken Sie die Exposition gegenüber elektronischen Geräten vor dem Schlafengehen, um gesunde Schlafmuster zu unterstützen.

13) Soziale Verbindungen: Kultivieren Sie bedeutungsvolle soziale Verbindungen und pflegen Sie ein aktives Sozialleben, um die emotionale Gesundheit, kognitive Funktion und die allgemeine Lebensqualität im Alter zu unterstützen. Bleiben Sie in Kontakt mit Freunden, Familienmitgliedern und Gemeinschaftsgruppen und engagieren Sie sich in Aktivitäten, die Freude, Erfüllung und einen Sinn für Zweck in Ihr Leben bringen.

14) Flexibilität und Genuss in Maßen: Denken Sie daran, dass gesunde Ernährung aus Balance, Flexibilität und Genuss besteht. Erlauben Sie sich gelegentlich, Ihre Lieblingsnahrungsmittel zu genießen, aber konzentrieren Sie sich darauf, meistens nahrhafte Entscheidungen zu treffen. Genießen Sie Mahlzeiten mit Familie und Freunden,

indem Sie die Aromen und Texturen Ihrer Lebensmittel genießen, und priorisieren Sie allgemeine Ernährungsmuster anstelle von einzelnen Lebensmitteln oder Nährstoffen.

Durch Befolgung dieser Ernährungsempfehlungen und die Annahme eines gesunden Lebensstils, der regelmäßige körperliche Aktivität, ausreichenden Schlaf, Stressbewältigung und soziale Kontakte umfasst, können Sie eine gesunde Alterung unterstützen und ein erfülltes und lebendiges Leben im Alter genießen. Priorisieren Sie die Versorgung Ihres Körpers mit nährstoffreichen Lebensmitteln und treffen Sie Entscheidungen, die langfristige Gesundheit und Wohlbefinden fördern.

ZUCKERALTERNATIVEN

1. Natürliche Alternativen zu weißem Zucker:

Mit zunehmenden Bedenken hinsichtlich der gesundheitlichen Auswirkungen von weißem Zucker suchen viele Menschen nach natürlichen Alternativen, um ihre

Lebensmittel und Getränke zu süßen. Glücklicherweise gibt es mehrere natürliche Süßungsmittel, die Süße ohne die negativen Auswirkungen von raffiniertem Zucker bieten können. Hier sind einige beliebte natürliche Alternativen zu weißem Zucker zusammen mit ihren Vorteilen und Verwendungszwecken:

1) Honig:

Honig ist ein natürlicher Süßstoff, der von Bienen aus dem Nektar von Blumen hergestellt wird. Er enthält verschiedene Vitamine, Mineralien, Antioxidantien und antimikrobielle Verbindungen, die gesundheitliche Vorteile bieten. Honig kann als Süßstoff in Getränken wie Tee und Kaffee verwendet werden, über Joghurt oder Haferbrei geträufelt werden, als Belag für Pfannkuchen oder Waffeln dienen oder in Salatdressings und Marinaden eingearbeitet werden.

2) Ahornsirup:

Ahornsirup wird aus dem Saft von Ahornbäumen hergestellt und enthält Antioxidantien, Vitamine und Mineralien wie Mangan und Zink. Er hat einen reichen Geschmack und verleiht Gerichten Süße. Ahornsirup kann als natürlicher Süßstoff für Pfannkuchen, Waffeln, French Toast, Haferbrei, Joghurt und Desserts verwendet werden. Er kann auch in Glasuren, Marinaden und Salatdressings verwendet werden.

3) Agavendicksaft:

Agavendicksaft wird aus dem Saft der Agavenpflanze gewonnen und ist süßer als weißer Zucker. Er hat einen niedrigen glykämischen Index, was bedeutet, dass er im Vergleich zu raffiniertem Zucker weniger zu einem Anstieg des Blutzuckerspiegels führen kann. Agavendicksaft kann als Süßstoff in Getränken, Backwaren, Saucen und Dressings verwendet werden. Er löst sich leicht in kalten Flüssigkeiten auf, was ihn zu einer beliebten Wahl zur Süßung von kalten Getränken macht.

4) Stevia:

Stevia ist ein natürlicher Süßstoff, der aus den Blättern der Stevia rebaudiana Pflanze gewonnen wird. Er ist viel süßer als Zucker, enthält jedoch keine Kalorien und hat keinen Einfluss auf den Blutzuckerspiegel, was ihn für Menschen mit Diabetes oder solche, die ihre Kalorienzufuhr reduzieren möchten, geeignet macht. Stevia kann als Zuckerersatz in Getränken, Backwaren, Saucen und Desserts verwendet werden. Er ist in flüssiger, pulverförmiger und granulierter Form erhältlich, und aufgrund seiner intensiven Süße reicht eine kleine Menge lange aus.

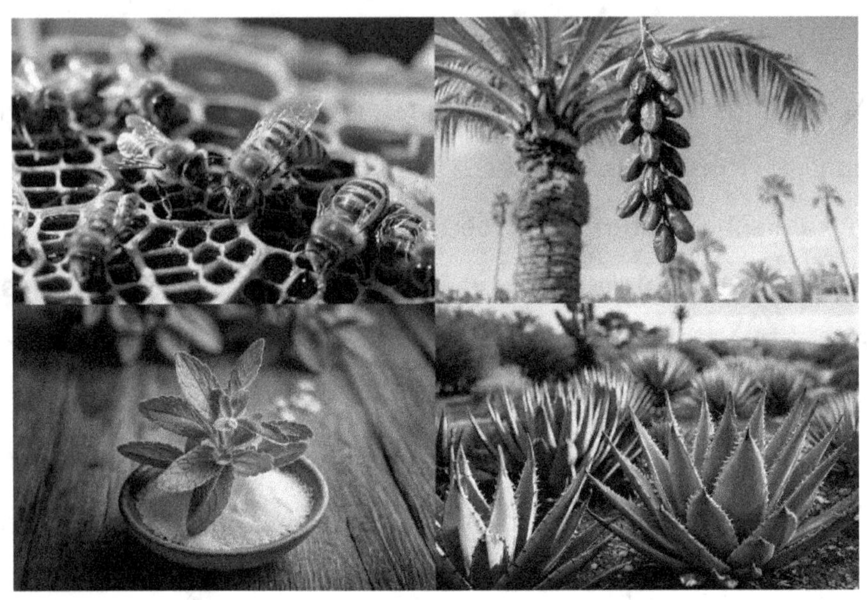

Natürliche Alternativen zu weißem Zucker: Honig (oben links); Dattelpaste (oben rechts); Die Stevia-Pflanze (unten links); Die Agaven-Pflanze (unten rechts)

5) *Kokosblütenzucker:*

Kokosblütenzucker wird aus dem Saft von Kokospalmen hergestellt und behält einige der Nährstoffe bei, die in der Kokospalme zu finden sind, darunter Eisen, Zink, Calcium, Kalium und Antioxidantien. Er hat einen niedrigeren glykämischen Index als weißer Zucker, was bedeutet, dass er möglicherweise weniger zu einem Anstieg des Blutzuckerspiegels führt. Kokosblütenzucker kann als Eins-zu-Eins-Ersatz für weißen Zucker in Rezepten für Backwaren,

Getränke, Saucen und Desserts verwendet werden. Er hat einen karamellartigen Geschmack, der den Gerichten eine gewisse Fülle verleiht.

6) Dattelpaste:

Dattelpaste wird aus pürierten Datteln hergestellt und liefert natürliche Süße sowie Ballaststoffe, Vitamine und Mineralien. Sie hat einen reichen, karamellartigen Geschmack und kann als gesündere Alternative zu Zucker in Rezepten verwendet werden. Dattelpaste kann als Süßungsmittel in Backwaren, Smoothies, Haferbrei, Joghurt und Desserts verwendet werden. Sie kann auch auf Toast gestrichen oder als Füllung für Energieriegel und Kekse verwendet werden.

7) Melasse:

Melasse ist ein Nebenprodukt des Zuckerherstellungsprozesses und enthält Vitamine, Mineralien und Antioxidantien wie Eisen, Calcium, Magnesium, Kalium und Vitamin B6. Sie hat einen kräftigen Geschmack und verleiht Gerichten Süße. Melasse kann als Süßungsmittel in Backwaren, Marinaden, Saucen und Glasuren verwendet werden. Sie wird häufig in Lebkuchen, Barbecue-Sauce und gebackenen Bohnen wegen ihres charakteristischen Geschmacks verwendet.

Bei der Verwendung von natürlichen Süßungsmitteln als Alternativen zu weißem Zucker ist es wichtig zu beachten, dass sie einzigartige Aromen und Eigenschaften haben können, die den Geschmack und die Textur Ihrer Rezepte beeinflussen können. Experimentieren Sie mit verschiedenen natürlichen Süßungsmitteln, um diejenigen zu finden, die am besten zu Ihren Geschmackspräferenzen und Ernährungsbedürfnissen passen. Außerdem ist es wichtig zu beachten, dass zwar natürliche Süßungsmittel im Vergleich zu raffiniertem Zucker einige gesundheitliche Vorteile bieten, jedoch auch hier das Maßhalten entscheidend ist, um eine ausgewogene Ernährung und insgesamt Gesundheit aufrechtzuerhalten.

2. Künstliche Süßstoffe: Vor- und Nachteile

Künstliche Süßstoffe sind beliebte Alternativen zu Zucker für Menschen, die ihren Kalorienverbrauch reduzieren, ihren Blutzuckerspiegel kontrollieren oder ihr Gewicht regulieren möchten. Diese Süßstoffe bieten Süße ohne die Kalorien von Zucker, was sie für diejenigen ansprechend macht, die ihren Zuckerkonsum einschränken möchten. Allerdings haben sie auch ihre eigenen Vor- und Nachteile. Lassen Sie uns die Vor- und Nachteile von künstlichen Süßstoffen erkunden:

- *Vorteile:*

1) Geringer oder Null Kaloriengehalt: Einer der Hauptvorteile von künstlichen Süßstoffen ist, dass sie im Vergleich zu Zucker viel weniger Kalorien enthalten. Da sie nicht auf die gleiche Weise metabolisiert werden wie Zucker, können sie dazu beitragen, die Gesamtkalorienaufnahme zu reduzieren, was sie für Personen geeignet macht, die abnehmen oder ihr Gewicht kontrollieren möchten.

2) Kontrolle des Blutzuckerspiegels: Künstliche Süßstoffe erhöhen nicht den Blutzuckerspiegel, was sie zu einer geeigneten Option für Menschen mit Diabetes oder solche macht, die ihren Blutzuckerspiegel kontrollieren möchten. Da sie die Insulinsekretion nicht beeinflussen, können sie in den Speiseplan von Personen mit Diabetes als Teil eines ausgewogenen Mahlzeitplans aufgenommen werden.

3) Zahnschonend: Im Gegensatz zu Zucker, der zu Karies und Kariesbildung beitragen kann, fördern künstliche Süßstoffe keine Zahnkaries. Sie werden von den oralen Bakterien nicht auf die gleiche Weise fermentiert wie Zucker, was das Risiko von Zahnabrieb und Karies, die mit dem Verzehr von Zucker einhergehen, verringert.

4) Vielseitigkeit: Künstliche Süßstoffe sind in verschiedenen Formen erhältlich, darunter Flüssigkeiten, Pulver und

Tabletten, was sie zu vielseitigen Optionen für die Süßung einer Vielzahl von Lebensmitteln und Getränken macht. Sie können beim Kochen, Backen und bei der Zubereitung von Getränken als Zuckerersatz verwendet werden.

5) Lange Haltbarkeit: Künstliche Süßstoffe haben eine lange Haltbarkeit und verderben nicht leicht, was sie zu praktischen Optionen für die Lagerung und Verwendung sowohl zu Hause als auch in gewerblichen Umgebungen macht. Sie können über längere Zeiträume im Vorratsschrank oder Kühlschrank aufbewahrt werden, ohne ihre Süße zu verlieren.

- *Nachteile:*

1) Künstlicher Geschmack: Einige künstliche Süßstoffe haben einen ausgeprägten Nachgeschmack, der für einige Personen abschreckend wirken kann. Dieser künstliche Geschmack kann den Geschmack von Lebensmitteln und Getränken beeinflussen, insbesondere wenn sie in großen Mengen oder in Rezepten mit hohem Süßigkeitsgrad verwendet werden.

2) Mögliche Gesundheitsbedenken: Obwohl künstliche Süßstoffe im Allgemeinen als sicher für den Verzehr gelten und von Regulierungsbehörden wie der FDA und der EFSA zugelassen sind, haben einige Studien Bedenken

hinsichtlich ihrer langfristigen Auswirkungen auf die Gesundheit aufgeworfen. Untersuchungen legen nahe, dass bestimmte künstliche Süßstoffe mit nachteiligen Gesundheitsfolgen wie Gewichtszunahme, metabolischem Syndrom und Störungen der Darmmikrobiota verbunden sein können.

3) Risiko der Überkonsumption: Da künstliche Süßstoffe intensiv süß sind, besteht das Risiko einer Überkonsumption, was zu Heißhunger auf süße Lebensmittel und Getränke führen kann. Eine übermäßige Verwendung von künstlichen Süßstoffen kann auch eine Vorliebe für süße Geschmacksrichtungen verstärken und es schwieriger machen, die natürliche Süße von Lebensmitteln zu schätzen.

4) Verdauungsprobleme: Einige Menschen können Verdauungsprobleme wie Blähungen, Gas oder Durchfall erleben, wenn sie große Mengen künstlicher Süßstoffe konsumieren. Diese gastrointestinalen Symptome können je nach Art und Menge des konsumierten Süßstoffs sowie individuellen Toleranzniveaus variieren.

5) Kontroverse um die Sicherheit: Trotz der Zulassung für den Einsatz in Lebensmitteln und Getränken bleiben künstliche Süßstoffe Gegenstand anhaltender Debatten und

Kontroversen hinsichtlich ihrer Sicherheit. Während viele Studien ihre Sicherheit bei Einhaltung akzeptabler Grenzwerte unterstützen, stellen andere Fragen zu potenziellen Gesundheitsrisiken auf, was zu widersprüchlichen Meinungen unter Gesundheitsexperten und Verbrauchern führt.

Abschließend bieten künstliche Süßstoffe eine kalorienarme Alternative zu Zucker mit Vorteilen wie der Kontrolle des Blutzuckerspiegels, zahnfreundlichen Eigenschaften und Vielseitigkeit in kulinarischen Anwendungen. Allerdings haben sie auch Nachteile wie einen künstlichen Geschmack, potenzielle Gesundheitsbedenken und das Risiko einer Überkonsumption. Wie bei jedem Lebensmittelzusatzstoff ist es wichtig, künstliche Süßstoffe in Maßen und als Teil einer ausgewogenen Ernährung zu verwenden, um potenzielle Risiken zu minimieren und ihre Vorteile verantwortungsbewusst zu genießen. Personen mit spezifischen Gesundheitsbedenken oder Empfindlichkeiten sollten vor der Einführung künstlicher Süßstoffe in ihre Ernährung Rücksprache mit medizinischem Fachpersonal halten.

3. Praktische Tipps zur Verwendung von Zuckerersatzstoffen beim Kochen und Backen:

Die Verwendung von Zuckerersatzstoffen beim Kochen und Backen kann eine großartige Möglichkeit sein, den Zuckerkonsum zu reduzieren, während man dennoch süße Leckereien und geschmackvolle Gerichte genießt. Ob Sie Kalorien einsparen, Blutzuckerspiegel kontrollieren oder einfach neue Geschmacksrichtungen erkunden möchten, die Integration von Zuckerersatzstoffen in Ihre Rezepte erfordert einige Anpassungen und Überlegungen. Hier sind einige praktische Tipps, um Ihnen zu helfen, Zuckerersatzstoffe erfolgreich in Ihren kulinarischen Unternehmungen zu verwenden:

1) Verstehen Sie das Süßigkeitsniveau:

Verschiedene Zuckerersatzstoffe variieren in ihrer Süße im Vergleich zu weißem Zucker. Bevor Sie Zucker durch einen alternativen Süßstoff ersetzen, machen Sie sich mit seiner Süßigkeitsintensität vertraut. Einige Alternativen, wie Stevia oder Monkfrucht-Süßstoff, sind viel süßer als Zucker und erfordern kleinere Mengen, um den gewünschten Süßegrad zu erreichen.

2) Experimentieren Sie mit Verhältnissen:

Beim Ersetzen von Zucker durch einen Zuckerersatzstoff in Rezepten ist es wichtig, die Menge anzupassen, um die gewünschte Süße und Textur zu erreichen. Beginnen Sie mit den empfohlenen Umrechnungsverhältnissen, die auf der Verpackung des Zuckerersatzstoffs angegeben sind, und passen Sie sie dann nach Ihren Vorlieben an. Beachten Sie, dass einige Zuckerersatzstoffe die Textur und Feuchtigkeitsgehalt von Backwaren beeinflussen können, sodass Experimente erforderlich sein können, um die gewünschten Ergebnisse zu erzielen.

3) Berücksichtigen Sie Textur und Feuchtigkeit:

Zucker liefert nicht nur Süße, sondern trägt auch zur Textur, Feuchtigkeit und Bräunung von Backwaren bei. Wenn Sie Zuckerersatzstoffe beim Backen verwenden, überlegen Sie, wie sie die endgültige Textur und den Feuchtigkeitsgehalt Ihrer Rezepte beeinflussen können. Flüssige Süßstoffe wie Honig oder Ahornsirup können zum Beispiel Feuchtigkeit zu Backwaren hinzufügen, während granulierte Süßstoffe wie Erythrit oder Xylit zu einer trockeneren Textur führen können.

4) Kombinieren Sie Süßstoffe für Ausgewogenheit:

Für optimale Süße und Geschmack erwägen Sie die Verwendung einer Kombination von Zuckerersatzstoffen in Ihren Rezepten. Die Mischung verschiedener Süßstoffe kann helfen, ihre Aromen auszugleichen und mögliche Nachgeschmäcke zu reduzieren. Experimentieren Sie mit Mischungen von Süßstoffen wie Stevia mit Erythrit oder Monkfrucht mit Kokoszucker, um den gewünschten Geschmack und die Textur zu erreichen.

5) Passen Sie flüssige Zutaten an:

Wenn Sie flüssige Süßstoffe wie Honig oder Ahornsirup für granulierten Zucker in Rezepten verwenden, reduzieren Sie die Menge anderer flüssiger Zutaten, um die gewünschte Konsistenz zu erhalten. Flüssige Süßstoffe fügen Rezepten Feuchtigkeit hinzu, sodass die Reduzierung des Flüssigkeitsgehalts anderswo helfen kann, um zu verhindern, dass Backwaren zu feucht oder dicht werden.

6) Beachten Sie die Hitzebeständigkeit:

Einige Zuckerersatzstoffe, wie Stevia oder Monkfrucht-Süßstoff, haben möglicherweise eine niedrigere Hitzebeständigkeit im Vergleich zu Zucker und funktionieren möglicherweise nicht gut beim Backen oder Kochen bei hohen Temperaturen. Beachten Sie die empfohlenen Temperaturlimits für Ihren gewählten Zuckerersatzstoff und vermeiden Sie übermäßige Hitze, um Bitterkeit oder unangenehme Geschmacksnoten zu verhindern.

7) *Berücksichtigen Sie die Bräunung:*

Zuckerersatzstoffe karamellisieren oder bräunen möglicherweise nicht auf die gleiche Weise wie Zucker beim Backen oder Kochen. Wenn Sie Bräunung oder Karamellisierung in Ihren Rezepten wünschen, fügen Sie dem Zuckerersatzstoff eine kleine Menge Melasse oder Honig hinzu, um Farbe und Geschmack zu verbessern.

8) *Kosten und Anpassen:*

Wie bei jeder Zutatenumstellung probieren Sie Ihre Gerichte aus und passen Sie den Süßegrad nach Bedarf an. Bedenken Sie, dass persönliche Vorlieben variieren, also passen Sie die Süße Ihrer Rezepte an, um Ihrem Geschmack gerecht zu werden.

Indem Sie diesen praktischen Tipps folgen und mit verschiedenen Zuckerersatzstoffen experimentieren, können Sie diese erfolgreich in Ihr Koch- und Backrepertoire integrieren und gleichzeitig Ihre gesamte Zuckeraufnahme reduzieren. Egal, ob Sie Kekse, Kuchen, Saucen oder Getränke zubereiten,

Zuckerersatzstoffe bieten Vielseitigkeit und Geschmacksoptionen, um köstliche und gesündere Gerichte für Sie und Ihre Lieben zu kreieren.

DIE BEFREIUNG VON DER ZUCKERSUCHT

1. Erkennen von Zuckerhunger:

Zuckerhunger kann stark und schwer zu widerstehen sein, was oft zu übermäßigem Verzehr von zuckerhaltigen Lebensmitteln und Getränken führt. Das Verstehen der Auslöser und Signale von Zuckerhunger ist der erste Schritt, um sie effektiv zu bewältigen. Indem man die Anzeichen von Zuckerhunger erkennt, kann man Strategien entwickeln, um ihnen zu begegnen und gesündere Entscheidungen zu treffen. Hier sind einige häufige Anzeichen, die Ihnen helfen, Zuckerhunger zu erkennen und anzugehen:

1) Plötzliche intensive Gelüste:

Eines der offensichtlichsten Anzeichen für Zuckerhunger ist ein plötzliches und intensives Verlangen nach etwas Süßem. Sie könnten sich darauf fixieren, zuckerhaltige Lebensmittel zu konsumieren, oder starke Dränge verspüren, sich mit Desserts, Süßigkeiten oder zuckerhaltigen Getränken zu verwöhnen.

2) Stimmungsschwankungen und Reizbarkeit:

Zuckerhunger kann von Stimmungsschwankungen, Reizbarkeit oder einem Gefühl der Unruhe begleitet sein. Sie könnten Veränderungen Ihrer Stimmung bemerken, wie zum Beispiel Reizbarkeit, Angst oder Energietiefs, was dazu führen kann, dass Sie sich zuckerhaltigen Lebensmitteln zuwenden, um Ihre Stimmung oder Energieniveaus zu steigern.

3) Niedrige Energie und Müdigkeit:

Wenn Ihre Energieniveaus abfallen, besonders am Nachmittag oder Abend, könnten Sie Verlangen nach Zucker als schnellen Energieschub verspüren. Zucker führt zu einem schnellen Anstieg des Blutzuckerspiegels, was zu einem vorübergehenden Energieschub führt, gefolgt von einem Einbruch, was einen Zyklus von Verlangen und Müdigkeit aufrechterhalten kann.

4) Gelüste nach Mahlzeiten:

Gelüste nach zuckerhaltigen Lebensmitteln treten oft nach den Mahlzeiten auf, insbesondere wenn Ihre Mahlzeit nicht genügend Protein, Ballaststoffe oder gesunde Fette enthielt, um Sättigung zu bieten und den Blutzuckerspiegel zu stabilisieren. Sie könnten feststellen, dass Sie kurz nach dem Beenden einer Mahlzeit Lust auf Dessert oder süße Snacks haben.

5) Auslöser für emotionales Essen:

Emotionale Faktoren wie Stress, Langeweile, Einsamkeit oder Traurigkeit können Verlangen nach zuckerhaltigen Lebensmitteln als Form von Trost oder Ablenkung auslösen. Sie könnten sich an Süßigkeiten als Bewältigungsmechanismus wenden, um negative Emotionen zu beruhigen oder Stress abzubauen, was zu gedankenlosem oder emotionalem Essen führen kann.

6) Körperliche Symptome:

Achten Sie auf körperliche Symptome, die Zuckerhunger begleiten können, wie Kopfschmerzen, Schwindel, Zittern oder Benommenheit. Diese Symptome können auf Schwankungen des Blutzuckerspiegels hinweisen und Verlangen nach schnellen Energiequellen wie Zucker auslösen.

7) Gelüste nach bestimmten Lebensmitteln:

Sie könnten Gelüste nach bestimmten zuckerhaltigen Lebensmitteln oder Geschmacksrichtungen verspüren, wie

Schokolade, Eis, Kekse oder Bonbons. Diese Gelüste können durch vergangene Erfahrungen, Assoziationen oder Gewohnheiten ausgelöst werden, die Ihr Gehirn darauf konditioniert haben, bestimmte Arten von Süßigkeiten zu suchen.

8) Hunger vs. Gelüste:

Lernen Sie den Unterschied zwischen echtem Hunger und Gelüsten nach Zucker zu erkennen. Echter Hunger geht in der Regel mit körperlichen Anzeichen wie Magenknurren, Schwäche oder Benommenheit einher, während Gelüste nach Zucker oft plötzlich auftreten und nicht mit körperlichem Hunger zusammenhängen.

Durch ein erhöhtes Bewusstsein für die Anzeichen und Auslöser von Zuckerhunger können Sie proaktive Schritte unternehmen, um diesen effektiv zu bewältigen und gesündere Entscheidungen zu treffen. Strategien zur Bewältigung von Zuckerhunger umfassen Achtsamkeitsübungen, die Behandlung zugrunde liegender emotionaler Auslöser, die Auswahl nährstoffreicher Lebensmittel zur Stillung des Hungers, ausreichende Flüssigkeitszufuhr sowie die Integration ausgewogener Mahlzeiten und Snacks in Ihren täglichen Ablauf. Mit achtsamem Bewusstsein und bewussten Entscheidungen können Sie die Abhängigkeit von zuckerhaltigen Lebensmitteln reduzieren und eine gesündere Beziehung zu Nahrungsmitteln pflegen.

2. Strategien zur Überwindung von Zuckersucht:

Die Überwindung von Zuckersucht kann herausfordernd sein, aber mit Hingabe, Unterstützung und effektiven Strategien ist es möglich, sich aus dem Kreislauf der Gelüste und Abhängigkeit von zuckerhaltigen Lebensmitteln zu befreien. Wenn Sie feststellen, dass Sie mit Zuckersucht kämpfen, sollten Sie in Betracht ziehen, die folgenden Strategien umzusetzen, um die Kontrolle über Ihre Essgewohnheiten zurückzugewinnen und einen gesünderen Lebensstil zu erreichen:

- *Klare Ziele und Motivation setzen:*

Definieren Sie Ihre Gründe dafür, Zucker aus Ihrer Ernährung zu reduzieren oder zu eliminieren. Ob es um die Verbesserung Ihrer allgemeinen Gesundheit, das Management des Gewichts oder die Reduzierung von Gelüsten und Energieabstürzen geht, klare Ziele und starke Motivation können Ihnen helfen, fokussiert und engagiert positive Veränderungen vorzunehmen.

- *Sich über Zucker informieren:*

Erfahren Sie mehr über die schädlichen Auswirkungen übermäßigen Zuckerkonsums auf Ihre Gesundheit, einschließlich seiner Auswirkungen auf Gewichtszunahme, Insulinresistenz, Entzündungen und chronische Krankheiten. Das Verständnis der negativen Folgen von Zuckersucht kann Ihr Engagement stärken, sich von seiner Umklammerung zu befreien.

- *Trigger und Muster identifizieren:*

Achten Sie auf die Situationen, Emotionen oder Verhaltensweisen, die Ihre Zuckergelüste auslösen. Führen Sie ein Ernährungstagebuch, um Ihren Konsum zu verfolgen und Muster oder Trigger zu identifizieren, die zu übermäßigem Verzehr von zuckerhaltigen Lebensmitteln führen. Sobald Sie Ihre Trigger erkannt haben, entwickeln Sie Strategien, um ihnen effektiv zu begegnen oder mit ihnen umzugehen.

- *Schrittweise Reduzierung und Austausch:*

Statt zu versuchen, Zucker abrupt zu meiden, sollten Sie erwägen, Ihren Konsum im Laufe der Zeit allmählich zu reduzieren. Beginnen Sie damit, die offensichtlichsten Zuckerquellen wie zuckerhaltige Getränke, Bonbons und

Desserts zu reduzieren. Ersetzen Sie zuckerhaltige Lebensmittel durch gesündere Alternativen wie Obst, Nüsse, Samen und Vollkornprodukte, um Ihre Süßgelüste zu befriedigen und gleichzeitig essentielle Nährstoffe und Ballaststoffe zu liefern.

- *Ausgewogene Mahlzeiten und Snacks:*

Konzentrieren Sie sich auf die Schaffung ausgewogener Mahlzeiten und Snacks, die eine Kombination aus Protein, gesunden Fetten, Ballaststoffen und komplexen Kohlenhydraten enthalten. Der Verzehr ausgewogener Mahlzeiten kann dazu beitragen, den Blutzuckerspiegel zu stabilisieren, Gelüste zu reduzieren und ein Gefühl der Sättigung und Zufriedenheit zu fördern, was es einfacher macht, den Verlockungen von Zucker zu widerstehen.

- *Achtsames Essen praktizieren:*

Verlangsamen Sie und achten Sie auf Ihre Essgewohnheiten, indem Sie achtsame Essenspraktiken anwenden. Essen Sie langsam, genießen Sie jeden Bissen und achten Sie auf die Hunger- und Sättigungssignale Ihres Körpers. Indem Sie sich mehr bewusst für Ihre Lebensmittelauswahl und Essgewohnheiten sind, können Sie eine gesündere Beziehung zum Essen entwickeln und bewusstere Entscheidungen darüber treffen, was und wie viel Sie essen.

- *Ausreichend hydriert bleiben:*

Wir haben diesen Punkt schon oft erwähnt, und zwar in verschiedenen Abschnitten, weil er wichtig ist. Das Trinken einer ausreichenden Menge Wasser im Laufe des Tages kann dazu beitragen, das Verlangen nach zuckerhaltigen Getränken und Snacks zu reduzieren. Manchmal wird Durst mit Hunger oder Gelüsten verwechselt, daher kann eine ausreichende Hydratation dazu beitragen, unnötiges Naschen zu verhindern und Ihren Körper optimal funktionieren zu lassen.

- *Gesunde Bewältigungsmechanismen finden:*

Identifizieren Sie alternative Möglichkeiten, mit Stress, Langeweile oder emotionalen Auslösern umzugehen, ohne sich für Trost an Zucker zu wenden. Beschäftigen Sie sich mit Aktivitäten, die Ihnen Freude bereiten, wie z. B. Sport, Hobbys, Meditation oder Zeit mit Ihren Lieben verbringen. Das Finden gesunder Bewältigungsmechanismen für Stress und Emotionen kann das Verlangen reduzieren, Nahrung als Bewältigungsmechanismus zu verwenden.

- *Unterstützung und Verantwortlichkeit suchen:*

Zögern Sie nicht, Unterstützung von Freunden, Familie oder einem Gesundheitsfachmann zu suchen, wenn Sie Schwierigkeiten haben, Zuckersucht zu überwinden. Die Teilnahme an einer Selbsthilfegruppe, die Suche nach Beratung oder die Zusammenarbeit mit einem Ernährungsberater können wertvolle Anleitung, Ermutigung und Verantwortlichkeit auf Ihrem Weg zu besserer Gesundheit bieten.

- *Selbstmitgefühl üben:*

Seien Sie geduldig und freundlich zu sich selbst während des Prozesses der Überwindung von Zuckersucht. Verstehen Sie, dass Rückschläge und Gelüste ein natürlicher Teil des Weges sind, und es ist in Ordnung, gelegentlich Fehler zu machen. Anstatt hart zu sich selbst zu sein, üben Sie Selbstmitgefühl und konzentrieren Sie sich darauf, Schritt für Schritt Fortschritte zu machen.

Durch die Umsetzung dieser Strategien und die schrittweise Veränderung Ihres Lebensstils können Sie die Kontrolle über Ihre Zuckersucht übernehmen und auf eine gesündere, ausgewogenere Ernährung hinarbeiten. Denken Sie daran, dass die Befreiung von der Zuckersucht eine Reise ist, die Geduld, Ausdauer und den Willen erfordert, Ihre Gesundheit und Ihr Wohlbefinden zu priorisieren. Mit Zeit und Mühe können Sie Zuckergelüste überwinden und eine glücklichere, gesündere Beziehung zum Essen entwickeln.

3. Eine gesündere Beziehung zum Essen aufbauen:

Die Entwicklung einer gesünderen Beziehung zum Essen umfasst die Kultivierung positiver Einstellungen, Verhaltensweisen und Gewohnheiten, die Ernährung, Zufriedenheit und das allgemeine Wohlbefinden fördern. Egal, ob Sie emotionales Essverhalten überwinden, das Körperbild verbessern oder ausgewogene Essgewohnheiten etablieren möchten, eine gesündere Beziehung zum Essen ist für langfristige Gesundheit und Glück essenziell. Hier sind einige Strategien, um Ihnen dabei zu helfen, einen positiveren und achtsameren Ansatz zum Essen zu fördern:

- *Praktiziere intuitives Essen:*

Akzeptiere die Prinzipien des intuitiven Essens, was bedeutet, dass du dich auf die Hunger- und Sättigungssignale deines Körpers einstellst, deine Gelüste respektierst und entsprechend körperlichen Hunger statt emotionaler Auslöser oder äußerer Signale isst. Höre auf die Signale deines Körpers für Hunger, Sättigung und Zufriedenheit und vertraue auf deine angeborene Fähigkeit, die Nahrungsaufnahme entsprechend deinen individuellen Bedürfnissen zu regulieren. Reagiere auf die Hunger- und Sättigungssignale deines Körpers ohne Urteil oder Schuldgefühle. Iss, wenn du hungrig bist, und höre auf, wenn du zufrieden bist, wobei du auf ein angenehmes Sättigungsgefühl abzielst, ohne dich übermäßig voll oder entzogen zu fühlen. Vertraue darauf, dass die Signale deines Körpers für Hunger und Sättigung deine Essentscheidungen leiten und eine ausgewogene Beziehung zum Essen aufrechterhalten.

- *Verabschiede dich von der Diätmentalität:*

Verabschiede dich von restriktiven Diätgewohnheiten und wähle einen flexibleren und ausgewogeneren Ansatz zum Essen. Vermeide es, Lebensmittel als "gut" oder "schlecht" zu bezeichnen, und konzentriere dich stattdessen darauf, deinen Körper mit einer Vielzahl von ganzen, nährstoffreichen Lebensmitteln zu ernähren, die essenzielle Nährstoffe und Energie für optimale Gesundheit liefern. Ändere deine Denkweise von Entbehrung zu Fülle und priorisiere langfristige Gesundheit und Wohlbefinden über kurzfristige Abnehmziele.

- *Erkunde emotionale Verbindungen zum Essen:*

Untersuche deine emotionalen Verbindungen zum Essen und wie sie deine Essverhalten beeinflussen. Sei achtsam gegenüber emotionalen Auslösern wie Stress, Langeweile, Einsamkeit oder Traurigkeit und entwickle alternative Bewältigungsstrategien, die nicht mit Essen zusammenhängen, wie zum Beispiel Tagebuch führen, Meditation oder Unterstützung von Freunden oder Liebsten suchen. Indem du zugrunde liegende Emotionen angehst und gesündere Bewältigungsstrategien findest, kannst du deine Abhängigkeit von Essen als Quelle von Trost oder Ablenkung verringern.

- *Feiere Essen in all seinen Formen:*

Kultiviere eine positive und freudige Beziehung zum Essen, indem du seine Vielfalt, Aromen und kulturelle Bedeutung feierst. Entdecke neue Lebensmittel, Geschmacksrichtungen und Küchen und umarme das Vergnügen des Kochens, das Teilen von Mahlzeiten mit geliebten Menschen und das Genießen köstlicher Aromen und Texturen. Gehe mit Neugier, Dankbarkeit und Wertschätzung für seine Rolle bei der Nahrungsaufnahme deines Körpers und der Bereicherung deines Lebens an Essen heran.

- *Fokus auf ganzheitliches Wohlbefinden:*

Verschiebe deinen Fokus von Gewicht und Körpergröße auf allgemeine Gesundheit und Wohlbefinden. Anstatt willkürliche Abnehmziele zu verfolgen oder unrealistischen Körperidealen nachzueifern, priorisiere Verhaltensweisen, die körperliche, mentale und emotionale Gesundheit unterstützen, wie regelmäßige körperliche Aktivität, Stressbewältigung, ausreichend Schlaf und Selbstfürsorgepraktiken. Akzeptiere das Konzept der Gesundheit in jeder Größe und feiere die Stärken, Widerstandsfähigkeit und einzigartige Schönheit deines Körpers.

Wenn Sie mit gestörten Essgewohnheiten, Problemen mit dem Körperbild oder emotionalen Herausforderungen im Zusammenhang mit Essen zu kämpfen haben, zögern Sie nicht, Unterstützung von qualifizierten Fachleuten wie Ernährungsberatern, Therapeuten oder Beratern zu suchen, die auf Essstörungen oder Probleme mit dem Körperbild spezialisiert sind. Professionelle Anleitung und Unterstützung können wertvolle Werkzeuge, Strategien und Ressourcen bereitstellen, um Ihnen bei der Bewältigung Ihrer Reise zu einer gesünderen Beziehung zum Essen zu helfen.

Indem Sie diese Strategien in Ihren Alltag integrieren und einen positiven und achtsamen Ansatz zum Essen pflegen, können Sie eine gesündere Beziehung zum Essen entwickeln, die Nahrung, Genuss und insgesamt Wohlbefinden fördert. Denken Sie daran, dass der Aufbau einer gesünderen Beziehung zum Essen eine Reise ist, die Zeit, Geduld und Selbstmitgefühl erfordert, aber die Belohnungen größerer Ruhe, Zufriedenheit und Ausgeglichenheit sind die Mühe wert.

DIE ROLLE DER REGIERUNG UND DER POLITIK IN DER ZUCKERREGULIERUNG

1. Regierungsinitiativen zur Reduzierung des Zuckerkonsums:

Regierungen auf der ganzen Welt erkennen zunehmend die Notwendigkeit, die öffentliche Gesundheitswirkung des übermäßigen Zuckerkonsums anzugehen, und setzen verschiedene Initiativen um, die darauf abzielen, den Zuckerkonsum zu reduzieren und gesündere Ernährungsgewohnheiten in ihren Bevölkerungen zu fördern.

Diese Initiativen umfassen eine Reihe von Strategien, darunter politische Eingriffe, öffentliche Aufklärungskampagnen und Zusammenarbeit mit Industriepartnern. Im Folgenden werden einige Beispiele für wichtige Regierungsinitiativen zur Reduzierung des Zuckerkonsums vorgestellt:

1) Zuckersteuern und Abgaben:

Eine der am weitesten verbreiteten staatlichen Maßnahmen zur Reduzierung des Zuckerkonsums ist die Einführung von Zuckersteuern oder Abgaben auf zuckerhaltige Getränke und Lebensmittel. Diese Steuern sollen den Kauf und Verzehr von hochzuckerhaltigen Produkten durch eine Erhöhung ihres Preises im Vergleich zu gesünderen Alternativen entmutigen. Die aus Zuckersteuern generierten Einnahmen können für Gesundheitsförderungsprogramme verwendet oder dazu genutzt werden, gesündere Lebensmitteloptionen zu subventionieren.

2) Lebensmittel- und Getränkevorschriften:

Regierungen können auch Vorschriften und Richtlinien einführen, um das Marketing, die Werbung und die Verfügbarkeit von hochzuckerhaltigen Lebensmitteln und Getränken, insbesondere für Kinder, einzuschränken. Diese Vorschriften können Beschränkungen für das Marketing von zuckerhaltigen Produkten für Kinder im Fernsehen, in digitalen Medien und bei dem Sponsoring von Sportveranstaltungen umfassen. Darüber hinaus können Regierungen Grenzwerte für den Zuckergehalt von Lebensmitteln einführen, die in Schulen serviert oder in Automaten an öffentlichen Orten verkauft werden.

3) Ernährungskennzeichnung und Transparenz:

Viele Regierungen haben verbindliche Ernährungskennzeichnungsanforderungen eingeführt, um Verbrauchern klare und zugängliche Informationen über den Zuckergehalt verpackter Lebensmittel und Getränke zur Verfügung zu stellen. Ernährungsetiketten können standardisierte Formate, Kennzeichnungssysteme auf der Vorderseite der Verpackung oder Warnhinweise umfassen, um Verbrauchern bei informierten Entscheidungen zu helfen und ihren Zuckerkonsum zu reduzieren. Einige Länder haben auch Ampelkennzeichnungssysteme eingeführt, um die ernährungsphysiologische Qualität von Produkten auf Basis ihres Zucker-, Fett- und Salzgehalts anzuzeigen.

4) Ernährungsrichtlinien und -empfehlungen:

Regierungen entwickeln und fördern oft evidenzbasierte Ernährungsrichtlinien und -empfehlungen, die eine reduzierte

Zuckeraufnahme fördern und die Bedeutung einer ausgewogenen Ernährung mit viel Obst, Gemüse, Vollkornprodukten und magerem Eiweiß betonen. Diese Richtlinien können spezifische Empfehlungen für die Begrenzung von zugesetztem Zucker, zuckerhaltigen Getränken und verarbeiteten Lebensmitteln mit hohem Zuckergehalt geben und gleichzeitig gesündere Alternativen fördern.

5) Aufklärungskampagnen:

Öffentliche Aufklärungskampagnen spielen eine entscheidende Rolle dabei, das Bewusstsein für die mit übermäßigem Zuckerkonsum verbundenen Gesundheitsrisiken zu schärfen und Menschen dazu zu befähigen, gesündere Ernährungsentscheidungen zu treffen. Regierungen können multimediale Kampagnen starten, die sich an verschiedene demografische Gruppen richten, um die Öffentlichkeit über die versteckten Zuckerquellen in der Ernährung, die gesundheitlichen Folgen des übermäßigen Zuckerkonsums und praktische Tipps zur Reduzierung des Zuckerkonsums aufzuklären.

6) Ernährungsprogramme an Schulen:

Viele Regierungen investieren in schulbasierte Ernährungsprogramme, um gesündere Essgewohnheiten bei

Kindern und Jugendlichen zu fördern. Diese Programme können Initiativen wie Ernährungsbildung, Verbesserungen der Schulmahlzeiten, Obst- und Gemüseförderung sowie Einschränkungen des Verkaufs von zuckerhaltigen Snacks und Getränken in Schulcafeterien und Automaten umfassen.

7) Gemeinschaftsinterventionen und Partnerschaften:

Regierungen arbeiten mit Gemeindeorganisationen, Gesundheitsdienstleistern, gemeinnützigen Organisationen und Industriepartnern zusammen, um gemeinschaftsbasierte Interventionen zur Reduzierung des Zuckerkonsums umzusetzen und den Zugang zu gesünderen Lebensmitteloptionen zu verbessern. Diese Initiativen können Gemeinschaftsgärten, Bauernmärkte, Kochkurse und Initiativen zur Erhöhung der Verfügbarkeit von erschwinglichen gesunderen Lebensmitteln in unterversorgten Gebieten umfassen.

8) Forschung und Überwachung:

Regierungen investieren in Forschungs- und Überwachungsmaßnahmen, um Trends im Zuckerkonsum zu überwachen, die Auswirkungen von Politikmaßnahmen zu bewerten und aufkommende Probleme im Zusammenhang mit Zucker und öffentlicher Gesundheit zu identifizieren.

Forschungsergebnisse unterstützen die evidenzbasierte Politikgestaltung und helfen bei der Entwicklung und Umsetzung wirksamer Strategien zur Reduzierung der Zuckeraufnahme und zur Verbesserung der Gesundheitsergebnisse in der Bevölkerung.

Durch die Umsetzung dieser vielschichtigen Initiativen können Regierungen eine entscheidende Rolle bei der Bewältigung der komplexen und weit verbreiteten öffentlichen Gesundheitsproblematik des übermäßigen Zuckerkonsums spielen. Durch politische Führung, öffentliche Aufklärung und Zusammenarbeit mit verschiedenen Interessengruppen können Regierungen Umgebungen schaffen, die gesündere Ernährungswahlen unterstützen, zuckerbedingte Krankheiten reduzieren und das allgemeine Wohlbefinden für Einzelpersonen und Gemeinschaften fördern.

2. Rolle der Lebensmittelindustrie bei der Regulierung von Zucker:

Die Lebensmittelindustrie spielt eine bedeutende Rolle bei der Gestaltung der Ernährungsgewohnheiten der Verbraucher und beeinflusst die Verfügbarkeit, Zugänglichkeit und Vermarktung von Lebensmittelprodukten, einschließlich solcher mit hohem Zuckergehalt. Mit dem wachsenden öffentlichen Bewusstsein für die mit übermäßigem Zuckerkonsum verbundenen Gesundheitsrisiken wächst der Druck auf die Lebensmittelindustrie, Verantwortung für die Reduzierung des Zuckergehalts in ihren Produkten zu übernehmen und gesündere Optionen zu fördern. Hier sind einige wichtige Aspekte der Rolle der Lebensmittelindustrie bei der Zuckerregulierung:

- *Produktformulierung und -reformulierung:*

Lebensmittelhersteller haben die Möglichkeit, ihre Produkte neu zu formulieren, um den Zuckergehalt zu reduzieren und den Verbrauchern gesündere Alternativen anzubieten. Dies kann die Anpassung von Rezepten, den Ersatz von Zucker durch alternative Süßstoffe oder die Reduzierung des Gesamtzuckergehalts ohne Beeinträchtigung von Geschmack oder Textur umfassen. Reformulierungsbemühungen können dazu beitragen, die ernährungsphysiologische Qualität von Lebensmitteln zu verbessern und zu den öffentlichen Gesundheitszielen zur Reduzierung von Zucker beizutragen.

- *Kennzeichnung und Transparenz:*

Die Lebensmittelindustrie spielt eine entscheidende Rolle bei der Bereitstellung transparenter und genauer Kennzeichnungen des Zuckergehalts auf verpackten Lebensmitteln und Getränken. Klare und informative Nährwertkennzeichnungen helfen Verbrauchern, informierte Entscheidungen über ihre Lebensmitteleinkäufe zu treffen und den Zuckergehalt von Produkten zu verstehen. Lebensmittelunternehmen werden ermutigt, standardisierte Kennzeichnungsformate zu übernehmen, Informationen zum Zuckergehalt pro Portion bereitzustellen und zugesetzte Zucker separat auf Nährwertkennzeichnungen auszuweisen.

- *Marketing- und Werbepraktiken:*

Lebensmittelunternehmen haben die Verantwortung sicherzustellen, dass ihre Marketing- und Werbepraktiken mit den öffentlichen Gesundheitszielen übereinstimmen und keinen übermäßigen Konsum von zuckerhaltigen Produkten fördern, insbesondere bei gefährdeten Bevölkerungsgruppen wie Kindern. Dies kann die Beschränkung der Werbung für zuckerhaltige Lebensmittel und Getränke in Medien, die sich an Kinder richten, das Vermeiden irreführender Gesundheitsbehauptungen und die Förderung gesünderer Alternativen in Marketingkampagnen umfassen.

- *Portionsgrößen und Servierpraktiken:*

Die Lebensmittelindustrie kann die Portionsgrößen und Servierpraktiken der Verbraucher durch Verpackungsdesign, portionierte Verpackungen und Menüangebote beeinflussen. Indem sie kleinere Portionsgrößen anbieten oder Sharing-Optionen für zuckerhaltige Produkte fördern, können Lebensmittelunternehmen dazu beitragen, den Zuckerkonsum zu moderieren und einen bewussteren Konsum bei Verbrauchern zu fördern.

- *Freiwillige Verpflichtungen und Zusagen:*

Viele Lebensmittelunternehmen haben freiwillige Verpflichtungen und Zusagen zur Reduzierung des Zuckergehalts in ihren Produkten im Rahmen von Initiativen zur unternehmerischen sozialen Verantwortung oder branchenweiten Vereinbarungen übernommen. Diese Verpflichtungen können das Festlegen von Zielen zur Reduzierung des Zuckergehalts, die Einführung gesünderer Produktlinien oder das Einhalten von Richtlinien für verantwortungsbewusste Marketing- und Werbung von zuckerhaltigen Lebensmitteln umfassen.

- *Innovation und Produktentwicklung:*

Die Lebensmittelindustrie kann Innovation und Produktentwicklung vorantreiben, um neue und verbesserte Optionen zu schaffen, die die Nachfrage der Verbraucher nach Alternativen mit geringerem Zuckergehalt erfüllen. Dies kann die Forschung und Investition in neuartige Zutaten, Technologien und Herstellungsprozesse umfassen, um Produkte mit reduziertem Zuckergehalt, verbessertem Geschmack und ernährungsphysiologischer Qualität herzustellen.

- *Zusammenarbeit mit Gesundheitsorganisationen:*

Die Zusammenarbeit zwischen der Lebensmittelindustrie und Gesundheitsorganisationen, Regierungsbehörden und öffentlichen Gesundheitsorganisationen ist entscheidend für die Entwicklung evidenzbasierter Strategien und Initiativen zur Reduzierung des Zuckerkonsums und zur Förderung gesünderer Ernährung. Durch die Zusammenarbeit können Interessengruppen Wissen, Ressourcen und bewährte Verfahren austauschen, um gemeinsame Ziele zur Reduzierung von Zucker und zur Verbesserung der öffentlichen Gesundheit zu erreichen.

- *Einhaltung regulatorischer Anforderungen:*

Lebensmittelunternehmen müssen sich an die von Regierungsbehörden festgelegten regulatorischen Anforderungen und Standards in Bezug auf Zuckergehalt, Kennzeichnung und Werbung halten. Die Nichteinhaltung dieser Vorschriften kann zu Geldstrafen, Bußgeldern oder Rufschäden für nicht konforme Unternehmen führen. Die Einhaltung regulatorischer Anforderungen trägt dazu bei, die Sicherheit, Transparenz und Rechenschaftspflicht für Verbraucher in der Lebensmittelindustrie sicherzustellen.

Insgesamt spielt die Lebensmittelindustrie eine entscheidende Rolle bei der Regulierung von Zucker und den Bemühungen der öffentlichen Gesundheit, den Zuckerkonsum zu reduzieren und ernährungsbedingten Krankheiten entgegenzuwirken. Durch die Übernahme verantwortungsbewusster Praktiken, die Förderung von Transparenz und die Priorisierung der Entwicklung gesünderer Produkte können Lebensmittelunternehmen zu einer nachhaltigeren und gesundheitsbewussteren Lebensmittelumgebung für Verbraucher weltweit beitragen.

DIE ZUCKERFREIE BEWEGUNG

1. Aufstieg der zuckerfreien Bewegung:

In den letzten Jahren hat es eine bemerkenswerte Veränderung in der Einstellung der Verbraucher zum Konsum von Zucker gegeben, die durchwachsende Bedenken hinsichtlich seiner schädlichen Auswirkungen auf Gesundheit und Wohlbefinden angetrieben wird. Dies hat zur Entstehung einer weltweiten Bewegung geführt, die sich für eine reduzierte Zuckeraufnahme und die Annahme zuckerfreier Lebensstile einsetzt. Der Aufstieg der zuckerfreien Bewegung wird von verschiedenen Faktoren angetrieben, darunter das wachsende Bewusstsein für die Gesundheitsrisiken, die mit übermäßigem Zuckerkonsum verbunden sind, sich ändernde Ernährungspräferenzen und die Nachfrage nach gesünderen Lebensmitteloptionen.

Das gesteigerte Bewusstsein für die nachteiligen gesundheitlichen Auswirkungen von Zucker, einschließlich Fettleibigkeit, Typ-2-Diabetes, Herzerkrankungen und Zahnproblemen, hat viele Personen veranlasst, ihre Ernährungsgewohnheiten zu überdenken und ihren Zuckerkonsum zu reduzieren. Wissenschaftliche Forschung, die den Zuckerkonsum mit chronischen Krankheiten in Verbindung bringt, hat eine bedeutende Rolle dabei gespielt, die Öffentlichkeit über die Risiken des übermäßigen Zuckerkonsums aufzuklären, was zu einem stärkeren Fokus auf Zuckerreduktion und -vermeidung geführt hat.

Die zuckerfreie Bewegung wird von dem Wunsch nach Stärkung und Selbstfürsorge durch Aufklärung über Ernährung und gesunde Lebensstilentscheidungen angetrieben. Einzelpersonen suchen nach verlässlichen Informationen und Ressourcen, um informierte Entscheidungen über ihre Ernährungsgewohnheiten zu treffen und ihre Gesundheit und ihr Wohlbefinden zu priorisieren. Online-Plattformen, Social-Media-Influencer, Dokumentationen und Bücher, die dem zuckerfreien Leben gewidmet sind, bieten wertvolle Einblicke, Tipps und Unterstützung für diejenigen, die einen zuckerfreien Lebensstil annehmen möchten.

Darüber hinaus haben sich veränderte Ernährungstrends und Verbrauchervorlieben zu der Beliebtheit von zuckerfreien Diäten und Lebensstilen beigetragen. Viele Menschen setzen auf kohlenhydratarme, ketogene, paleo- oder vollwertige Ernährung, die die Bedeutung der Minimierung des Zuckerkonsums und den Verzehr von nährstoffreichen, unverarbeiteten Lebensmitteln betont. Zuckerfreie Diäten stehen im Einklang mit diesen ernährungswissenschaftlichen Ansätzen und bieten einen praktischen Rahmen zur Reduzierung der Abhängigkeit von zuckerhaltigen Lebensmitteln und Getränken.

Bedenken hinsichtlich der Umwelt- und Wirtschaftsauswirkungen der Zuckerproduktion und -konsumption haben auch auf die zuckerfreie Bewegung Einfluss genommen. Der ökologische Fußabdruck der Zuckerproduktion, einschließlich Entwaldung, Wasserverschmutzung und Treibhausgasemissionen, hat ethische und Nachhaltigkeitsbedenken bei Verbrauchern hervorgerufen. Darüber hinaus hat die wirtschaftliche Belastung durch die Behandlung von durch Zucker verursachten Ernährungskrankheiten zu Forderungen nach einer stärkeren Betonung präventiver Gesundheitsmaßnahmen und diätetischer Interventionen geführt.

Die wachsende Nachfrage nach zuckerfreien Produkten hat die Lebensmittel- und Getränkeindustrie dazu veranlasst, mit einer breiten Palette innovativer zuckerfreier Alternativen und Formulierungen zu reagieren. Lebensmittelhersteller reformulieren ihre Produkte, um zugesetzte Zucker zu reduzieren oder zu eliminieren, indem sie natürliche Süßstoffe, Zuckeralkohole und nicht-nährstoffhaltige Süßstoffe verwenden, um den Geschmack zu verbessern, ohne den Geschmack zu beeinträchtigen. Die Verfügbarkeit von zuckerfreien Optionen in Lebensmittelgeschäften, Restaurants und Cafés erleichtert es den Verbrauchern, zuckerfreie Lebensstile anzunehmen und gesündere Entscheidungen zu treffen.

Die zuckerfreie Bewegung zeichnet sich durch ein starkes Gemeinschaftsgefühl und Engagement aus, wobei Einzelpersonen ihre Erfahrungen, Erfolgsgeschichten und Herausforderungen bei der Annahme zuckerfreier Lebensstile teilen. Online-Foren, Social-Media-Gruppen und Gemeindeveranstaltungen bieten eine Plattform für gleichgesinnte Personen, um sich zu vernetzen, Informationen auszutauschen und sich gegenseitig auf ihrem zuckerfreien Weg zu unterstützen. Grasswurzelinitiativen und Advocacy-Kampagnen sensibilisieren für die Bedeutung der Reduzierung von Zucker und setzen sich für politische Veränderungen ein, um gesündere Lebensmittelumgebungen zu fördern.

Im Kern geht es bei der zuckerfreien Bewegung um persönliche Stärkung und Wohlbefinden, indem

Einzelpersonen dazu befähigt werden, ihre Gesundheit zu kontrollieren und bewusste Entscheidungen über ihre Ernährungsgewohnheiten zu treffen. Durch die Reduzierung des Zuckerkonsums und die Annahme zuckerfreier Lebensstile können Einzelpersonen eine Reihe von gesundheitlichen Vorteilen erleben, darunter verbesserte Energielevels, besseres Gewichtsmanagement, gesteigerte Stimmung und geistige Klarheit sowie ein reduziertes Risiko für chronische Krankheiten. Die zuckerfreie Bewegung fördert einen ganzheitlichen Ansatz für die Gesundheit und ermutigt Einzelpersonen, Selbstfürsorge zu priorisieren, ihre Körper mit nährstoffreichen Lebensmitteln zu versorgen und eine positive Beziehung zum Essen zu pflegen.

Insgesamt spiegelt der Aufstieg der zuckerfreien Bewegung ein wachsendes Bewusstsein und den Wunsch nach gesünderen, achtsameren Ansätzen zur Ernährung und Lebensstilentscheidungen wider. Indem sie sich für die Reduzierung von Zucker einsetzt, Bildung und Aufklärung fördert und Gemeinschaftsunterstützung fördert, befähigt die zuckerfreie Bewegung Einzelpersonen, positive Veränderungen für ihre Gesundheit und ihr Wohlbefinden herbeizuführen, eine zuckerfreie Entscheidung nach der anderen.

2. Erfolgsgeschichten von Einzelpersonen und Gemeinschaften, die ihren Zuckerkonsum reduzieren:

Die Reise zur Reduzierung des Zuckerkonsums ist oft geprägt von persönlichen Triumphen, Herausforderungen und transformierenden Lebensstilveränderungen. Hier tauchen wir ein in die inspirierenden Erfolgsgeschichten von Einzelpersonen und Gemeinschaften, die sich der zuckerfreien Bewegung angeschlossen haben, bedeutende Verbesserungen in ihrer Gesundheit und ihrem Wohlbefinden erreicht haben und als Leuchtfeuer der Inspiration für andere auf ähnlichen Wegen gedient haben.

- *Davids Reise zum Wohlbefinden:*

David, ein 45-jähriger Vater von zwei Kindern, kämpfte den größten Teil seines Erwachsenenlebens mit Fettleibigkeit und damit verbundenen Gesundheitsproblemen. Nachdem bei ihm Typ-2-Diabetes diagnostiziert worden war, wusste er, dass er drastische Veränderungen vornehmen musste, um seine Gesundheit zu verbessern. Mit der Unterstützung seiner Familie und der Anleitung einer Ernährungsberaterin begann David eine zuckerfreie Reise. Er verzichtete auf zuckerhaltige Snacks, Getränke und verarbeitete Lebensmittel in seiner Ernährung und konzentrierte sich auf ganze, nährstoffreiche Lebensmittel.

Im Laufe der Zeit verlor David über 50 Pfund, kehrte seinen Diabetes um und erlebte neue Energie und Vitalität. Sein Erfolg inspirierte seine Familie und Freunde dazu, gesündere Gewohnheiten anzunehmen und sich ihm auf dem Weg zum Wohlbefinden anzuschließen.

- *Maries zuckerfreies Küchen-Makeover:*

Marie, eine vielbeschäftigte Berufstätige und Mutter von drei Kindern, erkannte, dass die Ernährung ihrer Familie voller versteckter Zucker war, der in alltäglichen Lebensmitteln lauerte. Entschlossen, die Gesundheit ihrer Familie zu priorisieren, startete sie eine Küchenrenovierung, um zuckerhaltige Produkte zu beseitigen und sich mit gesunden Alternativen einzudecken. Marie ersetzte zuckerhaltige Müslis durch Vollkornoptionen, tauschte zuckerhaltige Gewürze gegen hausgemachte Alternativen aus und erneuerte ihren Vorratsschrank mit nahrhaften Grundnahrungsmitteln. Als Folge davon erlebte ihre Familie eine verbesserte Verdauung, stabilisierte Energieniveaus und reduzierte Lust auf zuckerhaltige Leckereien. Maries Hingabe an das zuckerfreie Leben veränderte die Beziehung ihrer Familie zu Lebensmitteln und setzte ein positives Beispiel für andere Familien in ihrer Gemeinschaft.

- *Die zuckerfreie Unterstützungsgruppe:*

In einer Kleinstadtgemeinschaft schlossen sich eine Gruppe von Personen zusammen, um sich gegenseitig auf ihrem Weg zu einem gesünderen Lebensstil zu unterstützen. Sie trafen sich wöchentlich im örtlichen Gemeindezentrum, um Rezepte, Mahlzeitenpläne und Strategien zum Reduzieren des Zuckerkonsums auszutauschen. Sie teilten Tipps für die Navigation bei gesellschaftlichen Veranstaltungen, beim Essen außer Haus und beim Lebensmitteleinkauf unter Einhaltung einer zuckerfreien Ernährung. Durch gegenseitige Ermutigung und Verantwortlichkeit feierten die Mitglieder der Unterstützungsgruppe Meilensteine wie Gewichtsverlust, verbesserte Blutzuckerkontrolle und gesteigerte Energieniveaus. Die Kameradschaft und das Gefühl der Zugehörigkeit, die innerhalb der Gruppe gefördert wurden, befähigten die Einzelnen, ihrem zuckerfreien Weg treu zu bleiben und Hindernisse auf dem Weg zu überwinden.

- *Die zuckerfreie Initiative der Schule:*

Besorgt über die steigenden Raten von Adipositas und Karies bei Kindern setzte ein Schulbezirk eine zuckerfreie Initiative um, die darauf abzielte, gesündere Essgewohnheiten bei den Schülern zu fördern. Die Initiative umfasste die Überarbeitung der Speisepläne der Schulen, um nahrhafte, zuckerarme Mahlzeiten anzubieten, Ernährungsaufklärung im Klassenzimmer und die Schaffung eines unterstützenden Umfelds für körperliche Aktivität. Mit der Unterstützung von Lehrern, Eltern und Gemeindepartnern gelang es der Schule erfolgreich, die Verfügbarkeit von zuckerhaltigen Snacks und Getränken auf dem Campus zu reduzieren und die Schüler zu gesünderen Entscheidungen zu ermutigen. Als Ergebnis gaben die Schüler an, sich energiegeladener, konzentrierter und engagierter beim Lernen zu fühlen, während die Eltern die positive Auswirkung der zuckerfreien Initiative auf die Gesundheit und schulische Leistung ihrer Kinder schätzten.

- *Die Arbeitsplatz-Gesundheitsinitiative:*

In einem Unternehmensumfeld nahmen Mitarbeiter an einer Arbeitsplatz-Gesundheitsinitiative teil, die darauf abzielte, den Zuckerkonsum zu reduzieren und die allgemeine Gesundheit zu verbessern. Die Herausforderung umfasste Bildungsworkshops, Kochvorführungen und teambasierte Aktivitäten, um das Bewusstsein für Zucker zu schärfen und gesündere Essgewohnheiten zu fördern. Die Mitarbeiter verfolgten ihren Zuckerkonsum, setzten sich persönliche Ziele und unterstützten sich gegenseitig während der

Herausforderung. Als Ergebnis ihrer gemeinsamen Bemühungen erlebten die Teilnehmer Gewichtsverlust, verbesserte Blutzuckerwerte und eine gesteigerte Produktivität und Moral am Arbeitsplatz. Der Erfolg der Gesundheitsinitiative inspirierte das Unternehmen, langfristige Initiativen zur Unterstützung der Mitarbeitergesundheit und des Wohlbefindens umzusetzen, darunter gesündere Snackautomatenoptionen, Fitnesskurse vor Ort und Wellnessanreize.

Diese Erfolgsgeschichten zeigen die transformative Kraft der zuckerfreien Bewegung bei der Verbesserung individueller und gemeinschaftlicher Gesundheitsergebnisse. Indem sie die Reduzierung von Zucker als Lebensstilwahl akzeptieren, können Einzelpersonen und Gemeinschaften dauerhafte Vorteile erzielen, darunter Gewichtsverlust, verbesserte Stoffwechselgesundheit, gesteigerte Energielevel und ein reduziertes Risiko für chronische Krankheiten. Durch Bildung, Unterstützung und gemeinsames Handeln befähigt die zuckerfreie Bewegung weiterhin Menschen jeden Alters, die Kontrolle über ihre Gesundheit zu übernehmen und auf dem Weg zum Wohlbefinden zu gedeihen.

3. Wie man sich an der zuckerfreien Bewegung beteiligen kann:

Sich an der zuckerfreien Bewegung zu beteiligen ist ein proaktiver Schritt, um Ihre Gesundheit und Ihr Wohlbefinden zu priorisieren und gleichzeitig zu einer größeren Gemeinschaft beizutragen, die sich der Reduzierung des Zuckerkonsums widmet. Hier sind einige praktische Möglichkeiten, sich zu beteiligen:

1) Bilden Sie sich weiter: Beginnen Sie damit, sich über die mit übermäßigem Zuckerkonsum verbundenen Gesundheitsrisiken und die Vorteile der Reduzierung des Zuckerkonsums zu informieren. Erkunden Sie vertrauenswürdige Informationsquellen wie Bücher, Artikel, Dokumentationen und seriöse Websites, um ein tieferes Verständnis für den zuckerfreien Lebensstil und seine potenziellen Auswirkungen auf Ihre Gesundheit zu gewinnen.

2) Bewerten Sie Ihre aktuelle Ernährung: Werfen Sie einen genaueren Blick auf Ihre aktuellen Ernährungsgewohnheiten und identifizieren Sie versteckte Zuckerkomponenten in Ihrer Ernährung. Lesen Sie Nährwertkennzeichnungen, Zutatenlisten und Lebensmittelverpackungen, um

zuckerhaltige Produkte zu identifizieren und informierte Entscheidungen darüber zu treffen, was Sie konsumieren. Behalten Sie Ihren Zuckerkonsum im Auge und setzen Sie realistische Ziele für die Reduzierung oder Beseitigung von zugesetztem Zucker in Ihrer Ernährung.

3) Treffen Sie bewusste Lebensmittelentscheidungen: Entscheiden Sie sich für ganze, nährstoffreiche Lebensmittel, die von Natur aus wenig Zucker enthalten, wie Obst, Gemüse, Vollkornprodukte, mageres Eiweiß und gesunde Fette. Wählen Sie minimal verarbeitete Lebensmittel und vermeiden Sie stark verarbeitete Snacks, Desserts und Getränke, die oft mit zugesetztem Zucker beladen sind. Experimentieren Sie mit zuckerfreien Rezepten und Alternativen, um Ihre Gelüste ohne Einbußen bei Geschmack oder Ernährung zu stillen.

4) Vernetzen Sie sich mit Gleichgesinnten: Treten Sie Online-Communities, Social-Media-Gruppen oder örtlichen Unterstützungsnetzwerken bei, die dem zuckerfreien Lebensstil gewidmet sind. Teilen Sie Ihre Erfahrungen, Herausforderungen und Erfolge mit anderen, die ähnliche Wege zur Reduzierung des Zuckerkonsums beschreiten. Tauchen Sie Tipps, Rezepte und Ressourcen aus, um sich

gegenseitig bei der Erreichung Ihrer Gesundheitsziele zu unterstützen und motiviert zu bleiben.

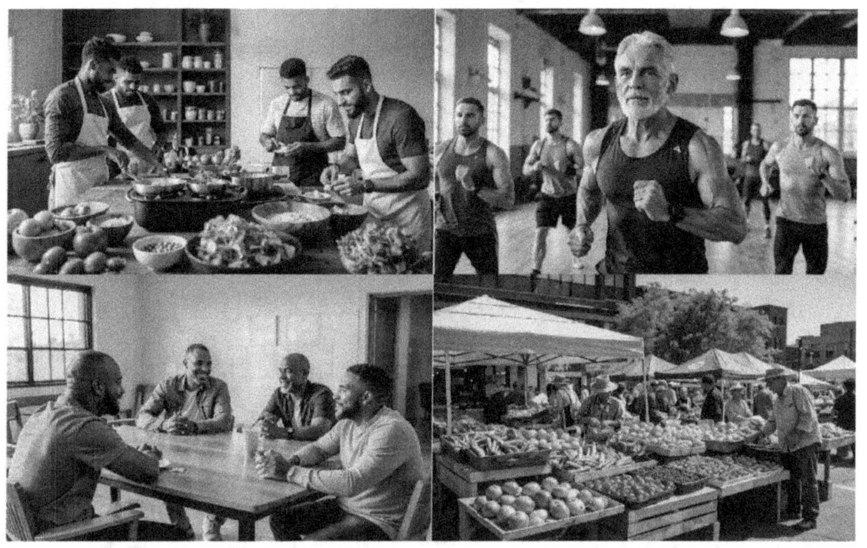

Eine lebendige Gemeinschaft, die sich in verschiedenen Aktivitäten engagiert, um zuckerfreies Leben zu fördern und gemeinsam einen gesünderen Lebensstil anzunehmen

5) Bewusstsein schaffen: Erhöhen Sie das Bewusstsein für die Bedeutung der Reduzierung von Zucker und die Vorteile des zuckerfreien Lebensstils innerhalb Ihrer Familie, Ihrer Freunde und Ihrer Gemeinschaft. Teilen Sie auf Beweisen basierende Informationen, persönliche Geschichten und Erfolgsgeschichten, um andere dazu zu inspirieren, gesündere Entscheidungen zu treffen und in Betracht zu ziehen, ihren Zuckerkonsum zu reduzieren. Fördern Sie

offene Dialoge über Ernährung, Gesundheit und Wohlbefinden, um eine unterstützende Umgebung für positive Veränderungen zu schaffen.

6) Unterstützung von politischen Veränderungen: Setzen Sie sich für Politiken und Vorschriften ein, die die Reduzierung von Zucker fördern und gesündere Ernährungsumgebungen in Ihrer lokalen Gemeinschaft und darüber hinausschaffen. Unterstützen Sie Initiativen wie Zuckersteuern, Anforderungen an die Nährwertkennzeichnung und Einschränkungen bei der Vermarktung von zuckerhaltigen Produkten an Kinder, um Anreize für gesündere Entscheidungen zu schaffen und übermäßigen Zuckerkonsum zu entmutigen.

7) Mit gutem Beispiel vorangehen: Seien Sie ein Vorbild für andere, indem Sie einen zuckerfreien Lebensstil führen und die Vorteile gesunder Ernährungsgewohnheiten demonstrieren. Setzen Sie ein Beispiel für Ihre Familie, Freunde und Kollegen durch Ihre Handlungen, Entscheidungen und Einstellungen zur Ernährung und zum Wohlbefinden. Teilen Sie Ihre persönliche Reise zur Reduzierung von Zucker und inspirieren Sie andere, sich Ihnen auf dem Weg zu besserer Gesundheit anzuschließen.

Durch die Umsetzung dieser Schritte können Sie aktiv an der zuckerfreien Bewegung teilnehmen und zu einer gesünderen, nachhaltigeren Zukunft für sich selbst und Ihre Gemeinschaft beitragen. Denken Sie daran, dass jede kleine Veränderung einen Unterschied macht und Ihre Bemühungen zur Reduzierung des Zuckerkonsums sich positiv auf Ihre Gesundheit, Ihr Glück und Ihre Lebensqualität auswirken können.

PRAXIS-TIPPS ZUR REDUZIERUNG DES ZUCKERKONSUMS

1. Essensplanung zur Reduzierung des Zuckerkonsums:

Die Essensplanung zur Reduzierung des Zuckerkonsums ist eine wesentliche Strategie zur Umstellung auf einen zuckerfreien Lebensstil und zur Förderung gesünderer Essgewohnheiten. Durch sorgfältige Auswahl und Zubereitung von Mahlzeiten, die wenig zugesetzten Zucker enthalten und reich an nährstoffreichen Zutaten sind, können Sie Ihre Gesundheitsziele unterstützen und den Blutzuckerspiegel den ganzen Tag über ausbalanciert halten. Hier ist, wie Sie einen zuckerbewussten Essensplan erstellen können:

1) Klare Ziele setzen:

Beginnen Sie damit, Ihre Ernährungsziele und -ziele für die Reduzierung des Zuckerkonsums festzulegen. Berücksichtigen Sie Faktoren wie Ihren Gesundheitszustand, Ihre ernährungsphysiologischen Bedürfnisse, Ihre Lebensstilpräferenzen und Ihre persönlichen Geschmacksvorlieben. Setzen Sie realistische und erreichbare Ziele für die Reduzierung von zugesetztem Zucker in Ihrer Ernährung und für die Verbesserung der Gesamtqualität Ihrer Mahlzeiten.

2) Aktuelle Aufnahme bewerten:

Überprüfen Sie Ihre aktuellen Essgewohnheiten und identifizieren Sie Quellen versteckten Zuckers in Ihrer Ernährung. Führen Sie ein Ernährungstagebuch oder verwenden Sie eine Ernährungs-Tracking-App, um Ihren täglichen Zuckerkonsum zu überwachen und Bereiche zu lokalisieren, in denen Sie gesündere Entscheidungen treffen können. Achten Sie auf häufige Quellen für zugesetzten Zucker wie zuckerhaltige Getränke, verarbeitete Snacks, Gewürze und Desserts.

3) Ausgewogene Mahlzeiten planen:

Konzentrieren Sie sich auf die Erstellung ausgewogener Mahlzeiten, die eine Vielzahl von nährstoffreichen Lebensmitteln aus allen Lebensmittelgruppen enthalten. Ziel ist es, in jeder Mahlzeit mageres Eiweiß, Vollkornprodukte, gesunde Fette, Obst und Gemüse einzubeziehen, um essenzielle Nährstoffe, Ballaststoffe und Energie, ohne den Einsatz von zugesetztem Zucker bereitzustellen. Experimentieren Sie mit verschiedenen Rezepten, Geschmacksrichtungen und Küchen, um die Mahlzeiten interessant und genießbar zu halten.

4) Niedrigzucker-Produkte wählen:

Entscheiden Sie sich für ganze, minimal verarbeitete Zutaten, die von Natur aus wenig Zucker und einen hohen Nährwert haben. Integrieren Sie frisches oder gefrorenes Obst und Gemüse, Vollkornprodukte, Hülsenfrüchte, Nüsse, Samen, mageres Eiweiß und pflanzliche Fette in Ihren Ernährungsplan. Begrenzen Sie oder meiden Sie stark verarbeitete Lebensmittel, zuckerhaltige Snacks, zuckerhaltige Getränke und Fertiggerichte, die oft viel zugesetzten Zucker enthalten.

5) Bewusstes Einkaufen:

Erstellen Sie eine Liste von zuckerfreien Zutaten und Lebensmitteln, bevor Sie zum Lebensmittelgeschäft oder auf den Markt gehen. Lesen Sie Ernährungsetiketten sorgfältig und wählen Sie Produkte ohne zugesetzten Zucker oder mit minimal zugesetztem Zucker aus. Suchen Sie nach alternativen Süßungsmitteln wie Stevia, Mönchsfrucht, Erythritol oder Xylitol, wenn Süße gewünscht wird, ohne den zugesetzten Zuckergehalt.

6) Vorbereitung und Kochen:

Nehmen Sie sich Zeit für die Mahlzeitenvorbereitung und das Kochen in Chargen, um den Prozess der Erstellung gesunder, zuckerbewusster Mahlzeiten während der Woche zu optimieren. Schneiden, würfeln und vorkochen Sie Zutaten im Voraus, um Zeit zu sparen und die Zubereitung der Mahlzeiten zu erleichtern. Experimentieren Sie mit verschiedenen Kochmethoden wie Grillen, Rösten, Dämpfen und Braten, um die Aromen zu verbessern, ohne auf zugesetzten Zucker zurückzugreifen.

7) Ausgewogene Teller-Methode:

Verwenden Sie die ausgewogene Teller-Methode als Leitfaden für die Erstellung ausgewogener Mahlzeiten, die eine reduzierte Zuckeraufnahme unterstützen. Füllen Sie die Hälfte Ihres Tellers mit nicht-stärkehaltigem Gemüse, ein Viertel mit mageren Proteinquellen und ein Viertel mit Vollkornprodukten oder stärkehaltigem Gemüse. Fügen Sie bei Bedarf eine Portion gesunde Fette oder Milchprodukte hinzu, um die Mahlzeit abzurunden und Sättigung zu bieten.

8) Portionskontrolle und Maßhalten:

Üben Sie Portionskontrolle und bewusstes Essen, um Überessen zu vermeiden und Zuckergelüste zu bewältigen. Verwenden Sie kleinere Teller und Schüsseln, um Portionsgrößen zu kontrollieren, und achten Sie auf die Hunger- und Sättigungssignale Ihres Körpers. Genießen Sie Leckereien und Genüsse in Maßen und kosten Sie jedem Bissen bewusst aus, um die Aromen und Texturen zu schätzen, ohne sich in zugesetzten Zuckern zu verlieren.

9) Vielfalt und Flexibilität:

Halten Sie Ihren Ernährungsplan interessant und abwechslungsreich, indem Sie eine Vielzahl von Lebensmitteln,

Geschmacksrichtungen und Küchen in Ihre Ernährung integrieren. Experimentieren Sie mit verschiedenen Zutaten, Rezepten und Kochtechniken, um neue Favoriten zu entdecken und Langeweile zu vermeiden. Seien Sie flexibel und anpassungsfähig in Ihrem Ernährungsplan und gönnen Sie sich gelegentliches Genießen und Anpassungen basierend auf sich verändernden Geschmäckern und Vorlieben.

10) Überwachung und Anpassung:

Überprüfen Sie regelmäßig Ihren Ernährungsplan und bewerten Sie Ihren Fortschritt bei der Reduzierung des Zuckerkonsums und der Erreichung Ihrer Gesundheitsziele. Überwachen Sie Ihre Energiepegel, Stimmung, Hungerpegel und Ihr allgemeines Wohlbefinden, um die Wirksamkeit Ihres Ernährungsplans zu beurteilen. Passen Sie ihn bei Bedarf an, basierend auf dem Feedback Ihres Körpers und Ihren sich entwickelnden Ernährungsbedürfnissen.

Indem Sie diesen Tipps für die Ernährungsplanung zur Reduzierung des Zuckerkonsums folgen, können Sie nahrhafte, befriedigende Mahlzeiten zubereiten, die Ihre Gesundheit und Ihr Wohlbefinden unterstützen und gleichzeitig Ihren Verbrauch von zugesetztem Zucker minimieren. Mit sorgfältiger Planung, bewussten Entscheidungen und einem Fokus auf ganze, nährstoffreiche Lebensmittel können Sie köstliche Mahlzeiten genießen, die Ihren Körper ernähren und Ihren zuckerfreien Lebensstil unterstützen.

REZEPTE FÜR EINEN ZUCKERFREIEN LEBENSSTIL

1. Frühstücksrezepte:

Starten Sie Ihren Tag richtig mit diesen köstlichen und nahrhaften Frühstücksrezepten, die frei von zugesetztem Zucker sind:

1) Haferflocken mit Obst:

Kochen Sie Haferflocken nach Packungsanweisung in ungesüßter Mandelmilch oder Wasser. Mit geschnittenen Erdbeeren, Blaubeeren und einem Klecks Mandel- oder Erdnussbutter für zusätzlichen Geschmack und Protein toppen.

2) Gemüse-Omelett:

Verquirlen Sie Eier mit einem Schuss Milch oder Wasser. Erhitzen Sie eine Antihaft-Pfanne bei mittlerer Hitze und gießen Sie die Eimischung hinein. Fügen Sie gehacktes Gemüse wie

Paprika, Spinat, Zwiebeln und Pilze hinzu. Kochen, bis die Eier gestockt sind, dann das Omelett zusammenklappen und heiß servieren.

3) *Ei-Muffins:*

Heizen Sie den Ofen auf 350°F (175°C) vor. Fetten Sie ein Muffinblech mit Backspray ein. In einer Schüssel verquirlen Sie Eier, gewürfeltes Gemüse wie Paprika, Zwiebeln und Spinat und streuen etwas geriebenen Käse darüber. Die Mischung in das Muffinblech geben und 20-25 Minuten backen, bis sie fest ist.

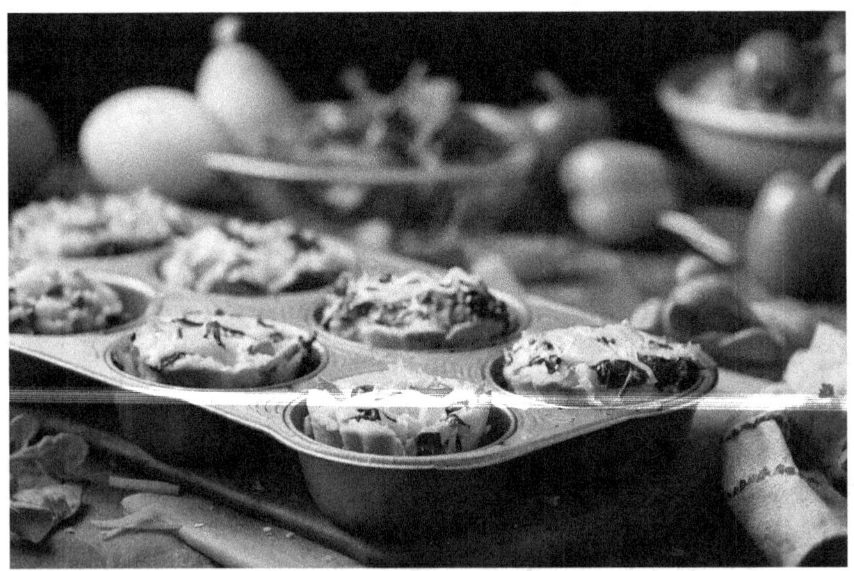

Ei-Muffins

4) Quinoa-Frühstücksschale:

Kochen Sie Quinoa gemäß den Anweisungen auf der Verpackung. Servieren Sie die gekochte Quinoa in einer Schüssel, garniert mit geschnittenem Mango, Kiwis und gerösteten Kokosflocken. Beträufeln Sie alles mit einem Löffel Mandelbutter oder Kokosjoghurt für zusätzliche Sahnigkeit.

5) Vollkorn-Pfannkuchen:

Mischen Sie in einer Schüssel Vollkornmehl, Backpulver und eine Prise Salz. Rühren Sie ungesüßte Mandelmilch, einen Schuss Vanilleextrakt und eine zerdrückte Banane ein, bis der Teig glatt ist. Kochen Sie Löffel voll Teig auf einer gefetteten Pfanne, bis sie auf beiden Seiten goldbraun sind. Servieren Sie sie mit frischem Obst und einem Klecks griechischem Joghurt.

6) Frühstücks-Burrito:

Füllen Sie eine Vollkorn-Tortilla mit Rührei, schwarzen Bohnen, gewürfelten Tomaten, Avocadoscheiben und einer Prise geriebenem Käse. Rollen Sie die Tortilla ein und genießen Sie sie als praktisches und befriedigendes Frühstück für unterwegs.

Diese Frühstücksrezepte sind nicht nur köstlich und befriedigend, sondern liefern auch essenzielle Nährstoffe, um Ihren Tag zu starten, ohne auf zugesetzten Zucker zurückgreifen zu müssen. Experimentieren Sie mit verschiedenen Zutaten und Geschmackskombinationen, um Ihre eigenen zuckerfreien Frühstücksfavoriten zu kreieren und beginnen Sie den Tag auf dem richtigen Fuß.

2. Mittag- und Abendessen-Rezepte:

Hier sind einige nahrhafte und befriedigende Mittag- und Abendessen-Rezepte, die frei von zugesetztem Zucker sind:

- *Gegrillter Hähnchensalat:*

Marinieren Sie Hähnchenbrustfilets in Olivenöl, Zitronensaft, Knoblauch und Kräutern wie Thymian und Oregano. Grillen Sie sie, bis sie gar sind, und schneiden Sie sie dann in Scheiben. Mischen Sie gemischte Grüntöne mit Kirschtomaten, Gurkenscheiben, Avocado und gegrilltem Hähnchen. Beträufeln Sie alles mit Balsamico-Vinaigrette oder einem einfachen Dressing aus Olivenöl und Zitronensaft.

- *Quinoa-Gemüsepfanne:*

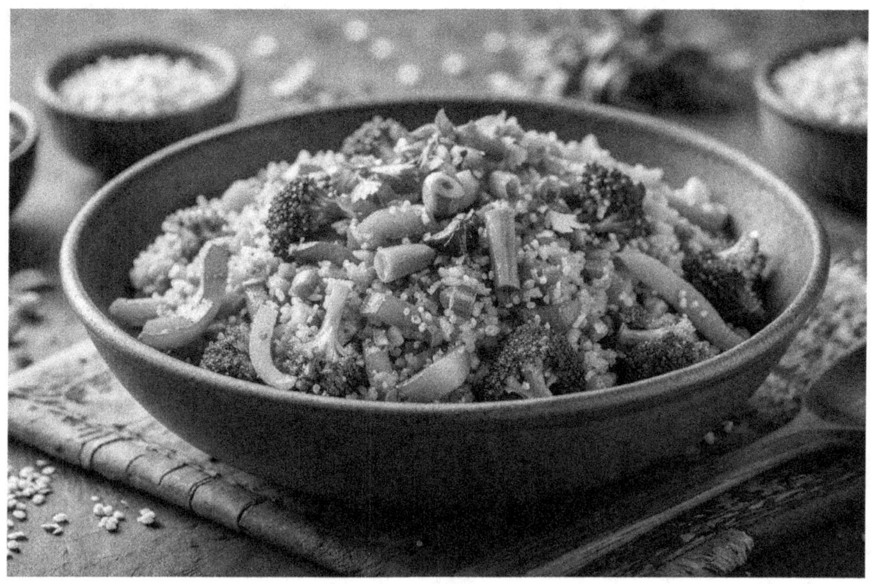

Quinoa-Gemüsepfanne

Kochen Sie Quinoa gemäß den Anweisungen auf der Verpackung. In einer großen Pfanne braten Sie gewürfeltes Gemüse wie Paprika, Brokkoli, Karotten und Zuckerschoten in etwas Olivenöl und Sojasauce an, bis sie weich sind. Servieren Sie sie über der gekochten Quinoa und garnieren Sie mit gehackten Frühlingszwiebeln und Sesamsamen.

- *Truthahn- und Gemüse-Salatwickel:*

Braten Sie gehackten Truthahn in einer Pfanne mit Knoblauch, Ingwer und Sojasauce an. Fügen Sie gewürfeltes Gemüse wie Paprika, Karotten und Wasserkastanien hinzu und kochen Sie

sie, bis sie weich sind. Servieren Sie die Truthahn-Mischung in großen Salatblättern und garnieren Sie sie mit gehacktem Koriander und einem Spritzer Limettensaft.

- *Lachs mit geröstetem Gemüse:*

Würzen Sie Lachsfilets mit Salz, Pfeffer und Zitronenschale. Rösten Sie sie im Ofen zusammen mit einer Auswahl an Gemüse wie Spargel, Kirschtomaten und Zucchini, die mit Olivenöl, Knoblauch und Kräutern gewürzt sind, bis der Lachs gar ist und das Gemüse weich ist.

- *Gemüse- und Bohnensuppe:*

Braten Sie in einem großen Topf gewürfelte Zwiebeln, Karotten und Sellerie in Olivenöl an, bis sie weich sind. Fügen Sie Gemüsebrühe, gewürfelte Tomaten, gemischte Bohnen wie Kidneybohnen und Kichererbsen sowie gehackten Grünkohl oder Spinat hinzu. Köcheln lassen, bis das Gemüse weich ist und sich die Aromen vermischt haben. Heiß mit knusprigem Vollkornbrot servieren.

- *Pilz- und Spinatquiche:*

Legen Sie eine Kuchenform mit Vollkorn-Teig aus. Braten Sie geschnittene Pilze, Zwiebeln und Spinat an, bis sie weich sind. Verteilen Sie das gekochte Gemüse gleichmäßig im

Kuchenboden. In einer separaten Schüssel verrühren Sie Eier, ungesüßte Mandelmilch, Salz und Pfeffer und gießen sie über das Gemüse. Backen, bis sie fest und goldbraun ist.

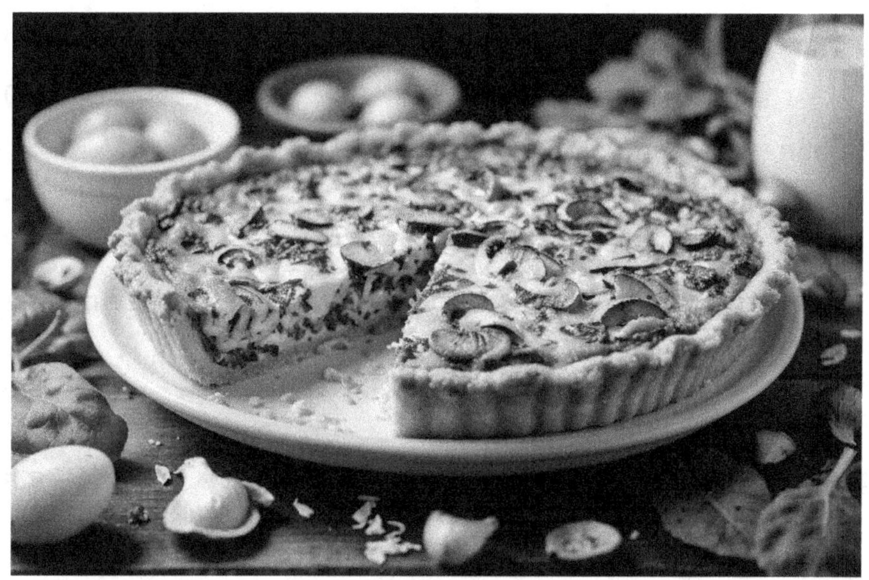

Pilz- und Spinatquiche

- *Auberginen-Parmesan:*

Schneiden Sie die Auberginen in Scheiben und tauchen Sie jede Scheibe in verquirltes Ei und Paniermehl. Backen, bis sie goldbraun sind. Schichten Sie die gebackenen Auberginenscheiben in eine Backform mit Marinara-Sauce und geriebenem Mozzarella-Käse. Backen, bis der Käse geschmolzen und blubbernd ist.

- *Tofu- und Gemüsepfanne:*

Würfeln Sie festen Tofu und braten Sie ihn mit gewürfeltem Gemüse wie Paprika, Brokkoli und Zuckerschoten in etwas Sesamöl und Sojasauce an. Servieren Sie über braunem Reis oder Quinoa und garnieren Sie mit geschnittenen Frühlingszwiebeln und Sesamsamen.

- *Zucchininudeln mit Pesto:*

Schneiden Sie Zucchini zu Nudeln und braten Sie sie in einer Pfanne mit Olivenöl an, bis sie weich sind. Mischen Sie die gekochten Zucchininudeln mit hausgemachtem oder gekauftem Pesto und Kirschtomaten. Servieren Sie mit geriebenem Parmesankäse obenauf.

Diese Mittags- und Abendessen-Rezepte sind voller Geschmack und Nährstoffe und eignen sich perfekt für sättigende Mahlzeiten ohne zusätzlichen Zucker. Experimentieren Sie mit verschiedenen Zutaten und Gewürzen, um Ihre eigenen zuckerfreien kulinarischen Meisterwerke zu kreieren und genießen Sie eine ausgewogene und nahrhafte Ernährung.

3. Dessert-Alternativen ohne zugesetzten Zucker:

Verwöhnen Sie sich ohne Schuldgefühle mit diesen köstlichen Dessert-Alternativen, die natürlich gesüßt und frei von zugesetztem Zucker sind:

- *Obstsalat mit Kokoscreme:*

Kombinieren Sie eine Vielzahl frischer Früchte wie Beeren, Melonen, Trauben und Zitrusfrüchte in einer Schüssel. Servieren Sie dazu einen Klecks Kokoscreme oder griechischen Joghurt für zusätzliche Sahnigkeit und bestreuen Sie es mit Kokosraspeln oder gehackten Nüssen für Textur.

- *Banane Nice-Creme:*

Schälen Sie reife Bananen und schneiden Sie sie in Scheiben. Gefrieren Sie die Bananenscheiben, bis sie fest sind, und pürieren Sie sie dann in einem Mixer, bis sie glatt und cremig sind. Genießen Sie die Banane Nice-Creme pur oder garniert mit frischem Obst, Nüssen oder einem Spritzer Nussbutter.

- *Schokoladen-Avocado-Mousse:*

Pürieren Sie reife Avocados mit ungesüßtem Kakaopulver, einem Schuss Mandelmilch, Vanilleextrakt und einem natürlichen zuckerfreien Süßstoff wie Stevia oder

Monkfrucht-Süßstoff, bis sie glatt und cremig sind. Kühlen Sie die Mousse im Kühlschrank, bevor Sie sie servieren.

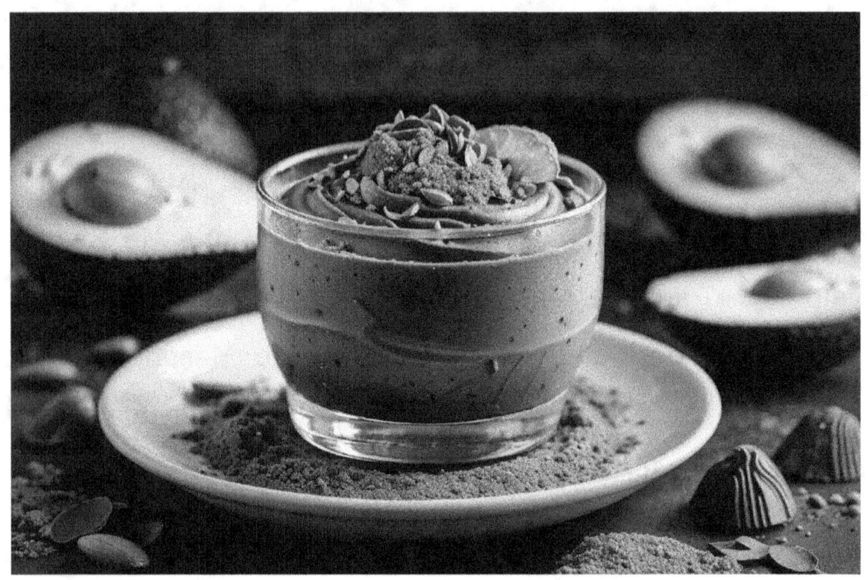

Schokoladen-Avocado-Mousse

- *Gebackene Äpfel mit Zimt:*

Entkernen Sie Äpfel und bestreuen Sie sie mit Zimt und einem Spritzer Zitronensaft. Backen Sie die Äpfel im Ofen, bis sie weich und karamellisiert sind. Servieren Sie sie warm mit einem Klecks griechischem Joghurt oder einem Hauch gehackter Nüsse für zusätzlichen Geschmack und Crunch.

- *Kokos-Chia-Pudding:*

Mischen Sie Chiasamen mit Kokosmilch und einem natürlichen zuckerfreien Süßstoff wie Ahornsirup oder Agavendicksaft. Lassen Sie die Mischung einige Stunden oder über Nacht im Kühlschrank stehen, bis sie eingedickt ist. Servieren Sie den Kokos-Chia-Pudding mit frischen Beeren oder geschnittenem Obst.

- *Dattel-Nuss-Energiekugeln:*

Mischen Sie Datteln, Nüsse wie Mandeln oder Cashewnüsse und eine Prise Zimt in einem Mixer, bis sie klebrig und gut vermischt sind. Formen Sie die Mischung zu mundgerechten Kugeln und rollen Sie sie in Kokosraspeln oder Kakaopulver. Kühl stellen, bevor Sie sie servieren.

- *Gefrorene Bananen-Spieße:*

Stecken Sie Eisstiele in geschälte Bananen und frieren Sie sie ein, bis sie fest sind. Tauchen Sie die gefrorenen Bananen in geschmolzene dunkle Schokolade und bestreuen Sie sie mit gehackten Nüssen oder Kokosraspänen. Legen Sie die getauchten Bananen auf ein mit Backpapier ausgelegtes Backblech und frieren Sie sie ein, bis die Schokolade fest ist.

- *Beeren-Kokosnuss-Joghurt-Parfait:*

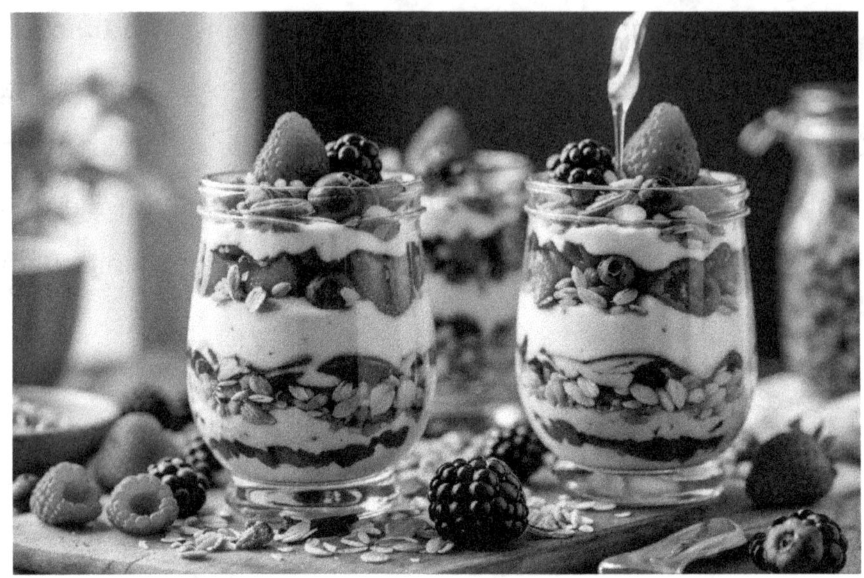

Beeren-Kokosnuss-Joghurt-Parfait

Schichten Sie ungesüßten Kokosnussjoghurt mit gemischten Beeren und Müsli in ein Glas. Wiederholen Sie die Schichten, bis der Behälter gefüllt ist. Toppen Sie das Parfait mit einem Schuss Honig oder einer Prise Zimt für zusätzliche Süße, wenn gewünscht.

- *Erdnussbutter-Bananenbissen:*

Verteilen Sie natürliche Erdnussbutter auf Bananenscheiben und drücken Sie sie zusammen, um mundgerechte Snacks zu formen. Rollen Sie die Bananenbissen in zerkleinerten Nüssen oder Kokosraspeln für zusätzlichen Geschmack und Textur.

Genießen Sie sie als schnelles und befriedigendes Dessert oder Snack.

Diese Dessertalternativen sind nicht nur köstlich und befriedigend, sondern auch nahrhaft und frei von zusätzlichem Zucker. Experimentieren Sie mit verschiedenen Aromen und Zutaten, um Ihre eigenen zuckerfreien Leckereien zu kreieren und Ihre Gelüste auf gesündere Weise zu befriedigen.

4. Gesunde zuckerfreie Snack-Ideen:

Die Suche nach befriedigenden Snacks, die sowohl köstlich als auch frei von zugesetztem Zucker sind, kann eine Herausforderung sein. Doch mit ein wenig Kreativität und Planung kannst du eine Vielzahl von nahrhaften und aromatischen Snacks genießen, die deinen zuckerfreien Lebensstil unterstützen. Hier haben wir 48 gesunde zuckerfreie Snack-Ideen für Sie zusammengestellt, um Sie den ganzen Tag über energiegeladen und zufrieden zu halten:

1) Frisches Obst:

Genieße eine Vielzahl von frischem Obst wie Äpfel, Beeren, Orangen, Trauben und Melonen als natürlichen, süßen und nahrhaften Snack. Kombiniere Früchte mit proteinreichen

Optionen wie naturbelassenem griechischem Joghurt oder Nussbutter für zusätzliche Sättigung und ausgewogene Energie.

2) Gemüsesticks mit Hummus:

Tauche knackige Gemüsesticks wie Karotten, Gurken, Paprika und Sellerie in cremigen Hummus für einen befriedigenden Snack voller Ballaststoffe, Vitamine und Mineralien. Experimentiere mit verschiedenen Hummus-Geschmacksrichtungen oder stelle deine eigenen mit Kichererbsen, Tahini, Knoblauch, Zitronensaft und Kräutern her.

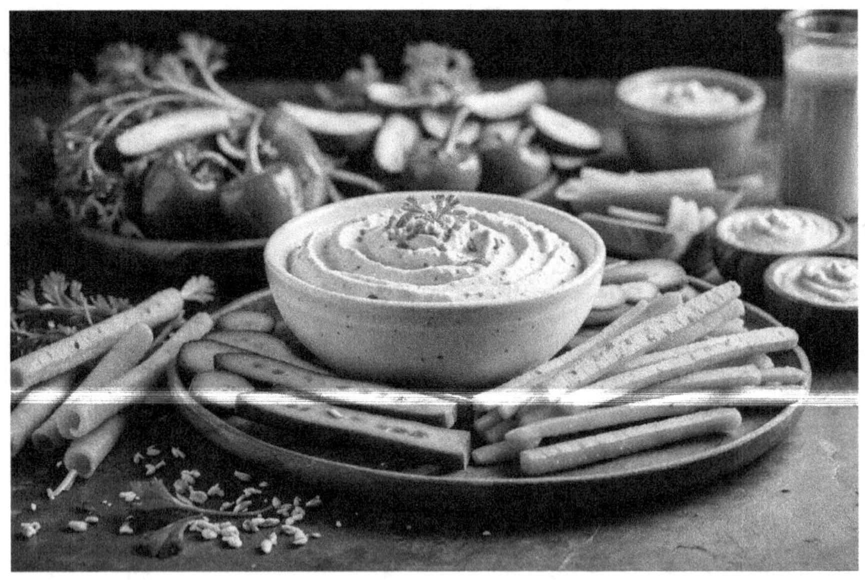

Gemüsesticks mit Hummus

3)   Nüsse und Samen:

Genieße eine Handvoll gemischter Nüsse und Samen wie Mandeln, Walnüsse, Cashewnüsse, Kürbiskerne und Sonnenblumenkerne für einen nährstoffreichen Snack, der gesunde Fette, Proteine und Ballaststoffe liefert. Wähle ungesalzene oder leicht gesalzene Varianten und portioniere einzelne Portionen, um Überessen zu vermeiden.

4)   Hart gekochte Eier:

Hart gekochte Eier sind eine praktische und proteinreiche Snack-Option, die allein oder in Kombination mit geschnittenem Gemüse für zusätzlichen Crunch genossen werden kann. Würze mit einer Prise Salz, Pfeffer oder deinen Lieblingskräutern und Gewürzen für zusätzlichen Geschmack.

5)   Griechischer Joghurt-Parfait:

Schichte cremigen griechischen Joghurt mit frischen Beeren, geschnittenen Mandeln und einer Prise Zimt für ein köstliches und befriedigendes Parfait, das reich an Protein, Kalzium und Antioxidantien ist. Füge einen Hauch von zuckerfreiem Honig oder ein paar Tropfen Vanilleextrakt für Süße ohne zusätzlichen Zucker hinzu.

6) Käse und Vollkorn-Cracker:

Kombiniere Scheiben Käse mit Vollkorn-Crackern oder Knäckebrot für einen herzhaften und befriedigenden Snack, der Protein, Kalzium und Ballaststoffe liefert. Wähle fettarme oder fettreduzierte Käsesorten und entscheide dich für Vollkorn-Cracker aus Vollkorn, Hafer oder Samen.

7) Hausgemischter Müsliriegel:

Erstelle deinen eigenen individuellen Müsliriegel aus einer Kombination von ungesalzenen Nüssen, Samen, getrockneten Früchten und ungesüßten Kokosraspeln. Mixe und kombiniere deine Lieblingszutaten wie Mandeln, Cashews, Kürbiskerne, getrocknete Cranberries und ungesüßte dunkle Schokoladenstückchen für einen geschmacksintensiven und nährstoffreichen Snack.

8) Geröstete Kichererbsen:

Röste Kichererbsen mit Olivenöl und deinen Lieblingsgewürzen wie Knoblauchpulver, Paprika, Kreuzkümmel oder Chilipulver für einen knusprigen und aromatischen Snack, der reich an Ballaststoffen und Protein ist. Genieße geröstete Kichererbsen allein oder füge sie Salaten, Suppen oder Getreidebowls für zusätzliche Textur und Nährstoffe hinzu.

9) Hüttenkäse mit Obst:

Kombiniere cremigen Hüttenkäse mit geschnittenem Obst wie Ananas, Pfirsichen oder Mango für einen erfrischenden und proteinreichen Snack, der perfekt ist, um süße Gelüste zu stillen. Bestreue mit einer Prise Zimt oder beträufle mit Balsamico-Essig für zusätzlichen Geschmack.

10) Gemüsechips:

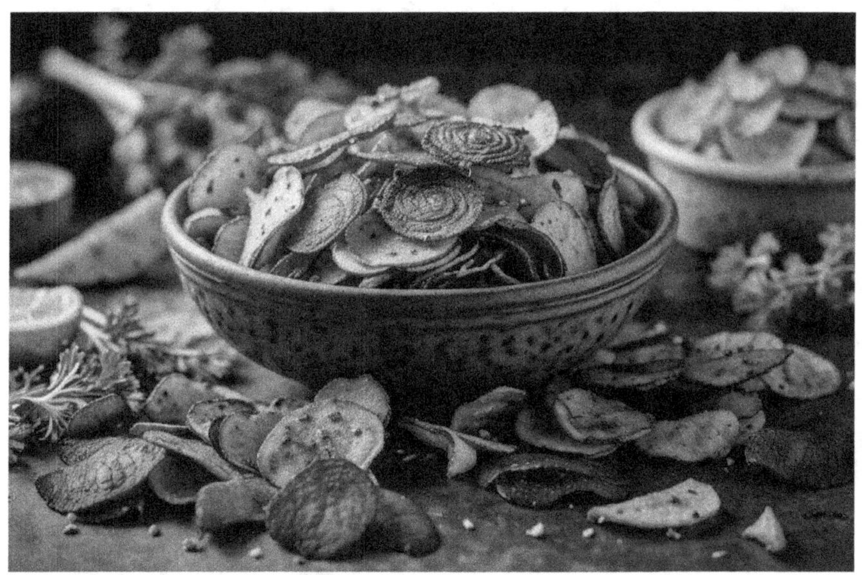

Gemüsechips

Machen Sie Ihre eigenen Gemüsechips, indem Sie Gemüse wie Süßkartoffeln, Zucchini, Grünkohl oder Rüben dünn schneiden und sie im Ofen knusprig backen. Würzen Sie mit Kräutern, Gewürzen oder Nährhefe für zusätzlichen Geschmack und genießen Sie sie als knusprige und nahrhafte Alternative zu traditionellen Kartoffelchips.

11) Avocado-Toast:

Bestreichen Sie Vollkornbrot mit zerdrückter Avocado und belegen Sie es mit Tomatenscheiben, Gurken, Radieschen oder Mikrogrünzeug für einen nährstoffreichen Snack, der reich an gesunden Fetten, Ballaststoffen und Vitaminen ist. Streuen Sie eine Prise Meersalz oder rote Pfefferflocken für zusätzlichen Geschmack darüber.

12) Edamame-Bohnen:

Genießen Sie gedämpfte Edamame-Bohnen, bestreut mit Meersalz oder gewürzt mit Knoblauchpulver, Sojasauce oder Sesamöl, für einen proteinreichen Snack, der sowohl sättigend als auch nahrhaft ist. Servieren Sie Edamame-Bohnen in ihren Schoten und genießen Sie sie als unterhaltsamen Fingerfood.

13) Reiswaffel mit Nussbutter:

Bestreichen Sie eine Reiswaffel mit natürlicher Nussbutter wie Mandelbutter oder Erdnussbutter und belegen Sie sie mit Scheiben von Bananen, Äpfeln oder Erdbeeren für einen herzhaften und befriedigenden Snack, der eine ausgewogene

Mischung aus Protein, gesunden Fetten und komplexen Kohlenhydraten liefert.

14) Seetang-Snacks:

Genießen Sie knusprige geröstete Seetang-Snacks, gewürzt mit Sesamöl, Sojasauce oder Wasabi, für eine herzhafte und nährstoffreiche Snackoption, die kalorienarm ist und wichtige Mineralien wie Jod und Magnesium enthält. Packen Sie Seetang-Snacks in Ihre Tasche für eine bequeme Unterwegsoption.

15) Gefrorene Joghurt-Rinde:

Bereiten Sie gefrorene Joghurt-Rinde zu, indem Sie griechischen Joghurt auf ein mit Backpapier ausgelegtes Backblech streichen und ihn mit frischem Obst, Nüssen, Samen und einem Spritzer zuckerfreier Schokolade oder Honigalternative garnieren. Gefrieren Sie sie fest und brechen Sie sie dann in Stücke für eine erfrischende und befriedigende gefrorene Leckerei.

16) Apfelscheiben mit Mandelbutter:

Schneiden Sie knackige Apfelkeile und tauchen Sie sie in cremige Mandelbutter oder Cashewbutter für einen köstlichen und nahrhaften Snack, der natürliche Süße mit Protein und gesunden Fetten kombiniert. Bestreuen Sie sie mit einer Prise Zimt oder Muskatnuss für zusätzlichen Geschmack.

17) Gemüsesushi-Rollen:

Rollen Sie dünn geschnittenes Gemüse wie Gurken, Avocado, Paprika und Karotten in Noriblätter zusammen mit gekochter Quinoa, braunem Reis oder Tofu für einen leichten und erfrischenden Snack, der reich an Vitaminen, Mineralien und Ballaststoffen ist. Servieren Sie sie mit Sojasauce oder Tamari zum Dippen.

18) Selbstgemachter Smoothie:

Mischen Sie eine Vielzahl von frischen oder gefrorenen Früchten, Blattgemüse, ungesüßter Mandelmilch oder Kokoswasser und einem Schöpflöffel Proteinpulver oder griechischem Joghurt zu einem nährstoffreichen und erfrischenden Smoothie, der perfekt für einen schnellen und bequemen Snack ist. Experimentieren Sie mit verschiedenen Geschmackskombinationen und Superfood-Zusätzen wie Chiasamen, Leinsamen oder Spirulina für zusätzliche gesundheitliche Vorteile.

19) Popcorn:

Genießen Sie luftgepopptes Popcorn, gewürzt mit Kräutern, Gewürzen oder Nährhefe für einen befriedigenden und kalorienarmen Snack, der perfekt ist, um salzige Gelüste zu befriedigen. Verzichten Sie auf Butter und wählen Sie herzgesunde Beläge wie Olivenöl, Knoblauchpulver oder Parmesankäse für zusätzlichen Geschmack.

20) Crudités mit Dip:

Richten Sie eine bunte Auswahl an rohen Gemüse-Crudités wie Kirschtomaten, Babykarotten, Zuckererbsen und Radieschen auf einem Tablett an und servieren Sie sie mit einem cremigen Dip aus griechischem Joghurt, Avocado oder Tahini für einen nährstoffreichen und befriedigenden Snack, der perfekt zum Teilen ist.

21) Selbstgemachte Energiekugeln:

Machen Sie Ihre eigenen Energiekugeln aus einer Mischung aus Haferflocken, Nussbutter, getrockneten Früchten, Samen und Gewürzen wie Zimt oder Kakaopulver für eine nahrhafte und tragbare Snackoption, die perfekt für einen aktiven Lebensstil ist. Rollen Sie die Mischung zu mundgerechten Kugeln und bewahren Sie sie im Kühlschrank auf, um einen schnellen und bequemen Snack für unterwegs zu haben.

22) Gefüllte Paprikaschoten:

Füllen Sie halbierte Paprikaschoten mit einer Mischung aus gekochter Quinoa, schwarzen Bohnen, Mais, gewürfelten Tomaten, Zwiebeln und Gewürzen wie Chili und Kreuzkümmel für einen aromatischen und befriedigenden Snack, der reich an Protein, Ballaststoffen und Vitaminen ist. Backen Sie sie, bis sie weich sind, und genießen Sie sie heiß oder kalt.

23) Gemüse-Wraps:

Wickeln Sie knackige Salatblätter oder Grünkohlblätter um eine Vielzahl von buntem Gemüse, Avocadoscheiben und gegrilltem Tofu oder Tempeh für eine erfrischende und nährstoffreiche Snackoption, die perfekt für unterwegs ist. Beträufeln Sie sie mit Ihrem Lieblingsdressing oder Ihrer Lieblingssoße für zusätzlichen Geschmack.

24) Kakaonibs:

Genießen Sie rohe Kakaonibs als knusprigen und nährstoffreichen Snack, der reich an Antioxidantien, Ballaststoffen und Magnesium ist. Streuen Sie Kakaonibs über Joghurt, Smoothie-Schalen oder Haferflocken für einen köstlichen und befriedigenden Schokoladengeschmack ohne zugesetzten Zucker.

25) Kokosnussjoghurt mit Beeren:

Genießen Sie laktosefreien Kokosnussjoghurt, der mit einer Vielzahl von frischen Beeren wie Erdbeeren, Blaubeeren, Himbeeren und Brombeeren garniert ist, für einen cremigen und befriedigenden Snack, der reich an Vitaminen, Mineralstoffen und Antioxidantien ist. Geben Sie eine Prise geraspelte Kokosnuss oder gehackte Nüsse für zusätzliche Textur und Geschmack dazu.

26) Auberginenchips:

Schneiden Sie Auberginen in dünne Scheiben und backen Sie sie im Ofen knusprig für einen gesunden und aromatischen Snack als Alternative zu herkömmlichen Kartoffelchips. Würzen Sie sie mit Kräutern, Gewürzen oder Nährhefe für zusätzlichen Geschmack und genießen Sie sie heiß oder kalt.

27) Grüne Smoothie-Bowl:

Mischen Sie grünes Blattgemüse wie Spinat oder Grünkohl mit gefrorenen Bananen, Mangos und Ananas sowie ungesüßter Mandelmilch oder Kokoswasser zu einer erfrischenden und nährstoffreichen Smoothie-Bowl, die perfekt zum Frühstück oder als Zwischensnack geeignet ist. Garnieren Sie sie mit Ihren Lieblingszutaten wie frischem Obst, Nüssen, Samen oder Müsli für zusätzliche Textur und Crunch.

28) Miso-Suppe:

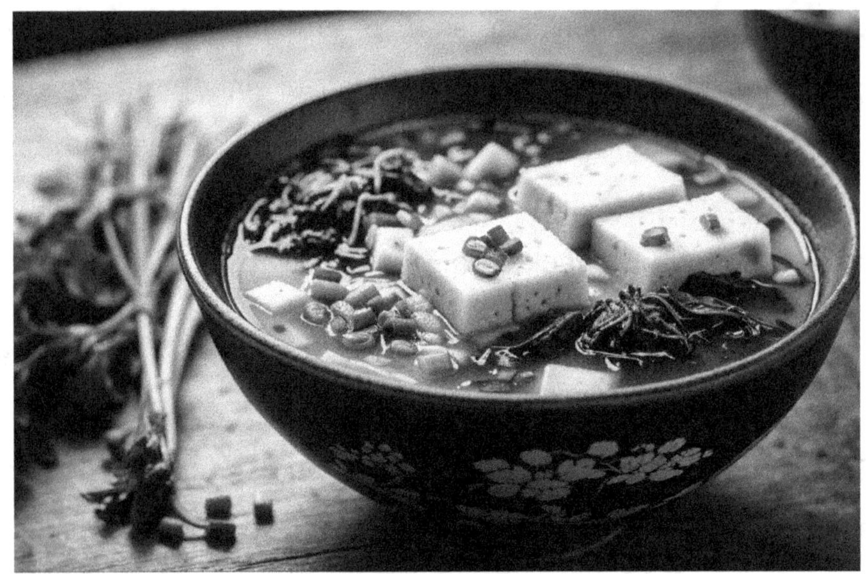

Miso-Suppe

Genießen Sie eine warme und tröstliche Schüssel Miso-Suppe, hergestellt aus Miso-Paste, Tofu, Seetang und Frühlingszwiebeln, als herzhaften und befriedigenden Snack, der reich an Probiotika, Vitaminen und Mineralstoffen ist. Genießen Sie die Miso-Suppe allein oder kombinieren Sie sie mit einem kleinen Beilagensalat oder gedünstetem Gemüse für eine vollwertigere Mahlzeit.

29) Chia-Samen-Pudding:

Bereiten Sie Chia-Samen-Pudding zu, indem Sie Chia-Samen in ungesüßter Mandelmilch oder Kokosmilch zusammen mit einem natürlichen zuckerfreien Süßungsmittel wie Stevia oder Monkfrucht-Süßstoff einweichen. Lassen Sie die Mischung im Kühlschrank eindicken, dann garnieren Sie sie mit frischem Obst, Nüssen, Samen oder Kokosflocken für einen befriedigenden und nährstoffreichen Snack.

30) Hüttenkäse mit Tomatenscheiben:

Genießen Sie cremigen Hüttenkäse, garniert mit Tomatenscheiben, Basilikumblättern und einem Spritzer Balsamico-Essig oder Olivenöl, für einen herzhaften und befriedigenden Snack, der perfekt für eine schnelle und einfache Mahlzeit ist. Mit Meersalz und schwarzem Pfeffer bestreuen für mehr Geschmack.

31) Samen- und Trockenfrüchtemischung:

Erstellen Sie Ihre eigene Trail-Mix, indem Sie eine Vielzahl von Samen wie Kürbiskerne, Sonnenblumenkerne und Hanfsamen mit ungesüßten Trockenfrüchten wie Rosinen, Aprikosen und Kirschen kombinieren, für einen nährstoffreichen und tragbaren Snack, der perfekt ist, um Ihren aktiven Lebensstil anzutreiben.

32) Zucchini-Pizza-Bites:

Schneiden Sie Zucchini in Scheiben und belegen Sie jede Scheibe mit Marinara-Sauce, geriebenem Käse und Ihren Lieblings-Pizzabelägen wie gewürfelten Paprika, Zwiebeln, Oliven oder Pilzen für einen schmackhaften und befriedigenden Snack, der kalorien- und kohlenhydratarm ist. Backen, bis der Käse geschmolzen und blubbernd ist, und heiß oder kalt genießen.

33) Reispapierrollen:

Füllen Sie Reispapierhüllen mit einer Vielzahl von frischem Gemüse wie Salat, Gurke, Karotten, Avocado und Paprika sowie gekochten Garnelen, Hühnchen oder Tofu für eine leichte und erfrischende Snack-Option, die perfekt für warme Sommertage ist. Servieren Sie mit einer Seite Erdnusssauce oder süßer Chilisauce zum Dippen.

34) Gurkenscheiben mit Tzatziki:

Schneiden Sie knusprige Gurkenscheiben und servieren Sie sie mit cremiger Tzatziki-Sauce aus griechischem Joghurt, Gurke, Knoblauch, Zitronensaft und Dill für einen erfrischenden und befriedigenden Snack, der reich an Protein und probiotischen

Bakterien ist. Bestreuen Sie sie mit einer Prise Paprika oder Sumach für zusätzlichen Geschmack.

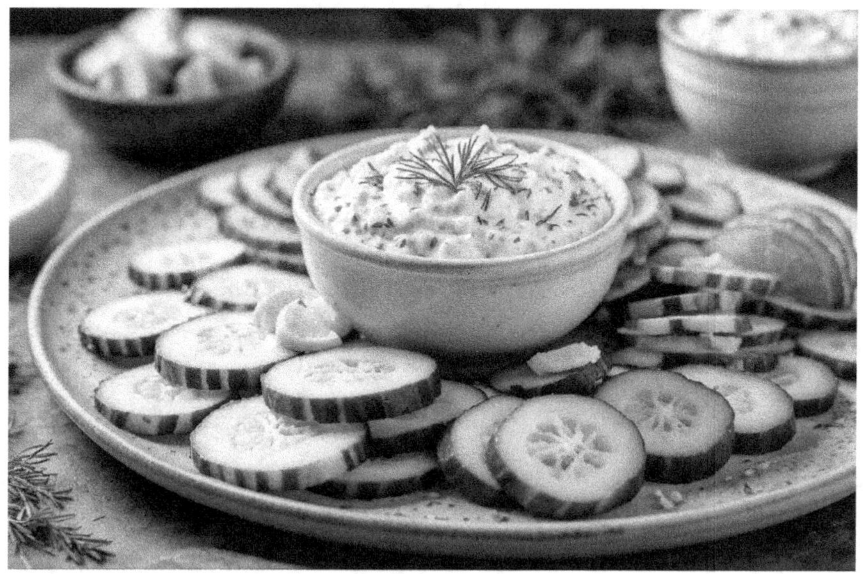

Gurkenscheiben mit Tzatziki

35) Gefüllte Datteln:

Füllen Sie entkernte Datteln mit cremiger Mandelbutter oder Tahini und garnieren Sie sie mit gehackten Nüssen, Samen oder Kokosraspeln für eine süße und befriedigende Snackoption, die perfekt ist, um süße Gelüste zu stillen. Genießen Sie gefüllte Datteln allein oder kombinieren Sie sie mit einem Glas ungesüßter Mandelmilch oder Kräutertee für zusätzliche Genussmomente.

36) Blumenkohl-Popcorn:

Mischen Sie mundgerechte Blumenkohlröschen mit Olivenöl, Nährhefe, Knoblauchpulver und geräuchertem Paprika und rösten Sie sie im Ofen goldbraun und knusprig für eine würzige und nahrhafte Snackoption, die perfekt zum Filmegucken oder Entspannen zu Hause ist.

37) Kirschtomaten- und Mozzarella-Spieße:

Fädeln Sie Kirschtomaten und mundgerechte Mozzarellabällchen auf Spieße und beträufeln Sie sie mit Balsamicoglasur oder Pesto für eine herzhafte und befriedigende Snackoption, die sich perfekt zum Unterhalten oder als schnelle und einfache Vorspeise eignet. Garnieren Sie mit frischen Basilikumblättern für zusätzlichen Geschmack und Frische.

38) Apfel-Zimt-Chips:

Schneiden Sie knusprige Äpfel in dünne Scheiben und bestreuen Sie sie mit Zimt, bevor Sie sie im Ofen knusprig backen für eine gesunde und leckere Snackoption, die perfekt ist, um süße Gelüste zu stillen. Genießen Sie Apfel-Zimt-Chips allein oder kombinieren Sie sie mit einem Klecks griechischem

Joghurt oder Hüttenkäse für zusätzliches Protein und Cremigkeit.

39) Hüttenkäse mit Ananasscheiben:

Genießen Sie cremigen Hüttenkäse mit frischen Ananasscheiben für eine tropische und befriedigende Snackoption, die reich an Protein, Kalzium und Vitamin C ist. Bestreuen Sie mit einer Prise Kokosraspeln oder gehackten Nüssen für zusätzliche Textur und Geschmack.

40) Gewürzte Kürbiskerne:

Mischen Sie rohe Kürbiskerne mit Olivenöl, Meersalz und Ihren Lieblingsgewürzen wie Zimt, Cayennepfeffer oder geräuchertem Paprika und rösten Sie sie im Ofen goldbraun und knusprig für eine würzige und nahrhafte Snackoption, die perfekt ist, um sie im Herbst zu genießen.

41) Gemischter Beeren-Smoothie:

Mixen Sie eine Vielzahl von gemischten Beeren wie Erdbeeren, Blaubeeren, Himbeeren und Brombeeren mit ungesüßter Mandelmilch oder Kokoswasser und einem Schuss Proteinpulver oder griechischem Joghurt für einen erfrischenden und nährstoffreichen Smoothie, der perfekt als schnelle und bequeme Snackoption geeignet ist.

42) Gefüllte Paprikahälften:

Füllen Sie halbierte Paprikaschoten mit einer Mischung aus gekochter Quinoa, schwarzen Bohnen, Mais, gewürfelten Tomaten, Zwiebeln und Gewürzen wie Chili und Kreuzkümmel für eine geschmackvolle und befriedigende Snackoption, die sich perfekt zum Heiß- oder Kaltgenießen eignet. Backen Sie sie, bis sie zart sind, und genießen Sie sie als nahrhafte und tragbare Mahlzeit.

43) Gurken-Avocado-Rollen:

Bestreichen Sie dünn geschnittene Gurkenstreifen mit cremiger Avocado und garnieren Sie sie mit geraspelten Karotten, Paprika und Sprossen für eine leichte und erfrischende Snackoption, die perfekt ist, um sie an warmen Sommertagen zu genießen. Rollen Sie die Gurken-Avocado-Rollen auf und fixieren Sie sie mit Zahnstochern für einfaches Servieren.

44) Beeren-Chia-Samen-Marmelade:

Machen Sie Ihre eigene Beeren-Chia-Samen-Marmelade, indem Sie gemischte Beeren mit Chiasamen, Zitronensaft und einem natürlichen zuckerfreien Süßstoff wie Stevia oder Monk-Frucht-Süßstoff köcheln lassen, bis sie eingedickt ist. Genießen Sie die Beeren-Chia-Samen-Marmelade auf Vollkorntoast,

Haferbrei oder Joghurt für eine köstliche und nahrhafte Snackoption.

45) Gefüllte Selleriesticks:

Füllen Sie knackige Selleriesticks mit cremiger Mandelbutter oder Frischkäse und garnieren Sie sie mit Rosinen, gehackten Nüssen oder Samen für einen knusprigen und befriedigenden Snack, der perfekt ist, um süße Gelüste zu stillen. Genießen Sie gefüllte Selleriesticks als schnellen und einfachen Snack oder leichte Frühstücksoption.

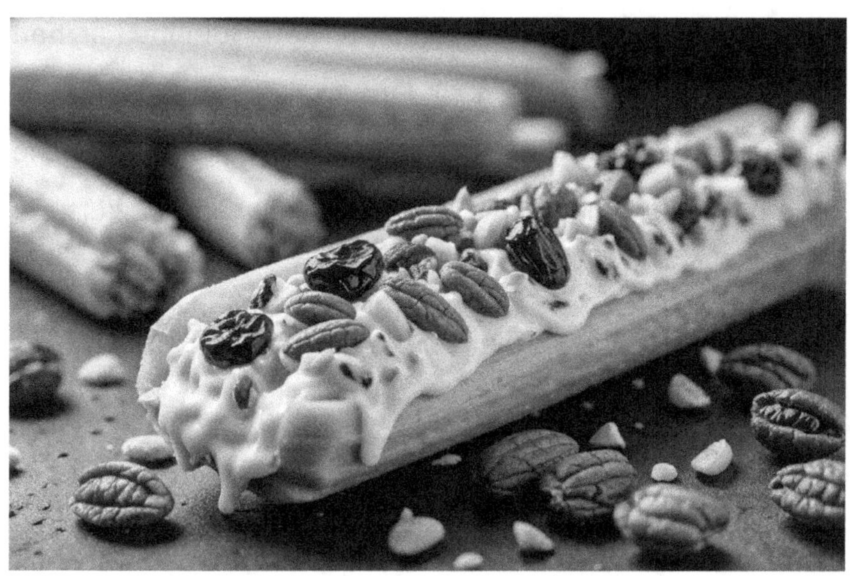

Gefüllte Selleriesticks mit Frischkäse

46) Geröstete Knoblauch-Edamame:

Würzen Sie gekochte Edamame-Bohnen mit Olivenöl, gehacktem Knoblauch, Meersalz und schwarzem Pfeffer und rösten Sie sie im Ofen, bis sie goldbraun und knusprig sind, für eine aromatische und nahrhafte Snack-Option, die sich perfekt als gesunde Vorspeise oder Beilage eignet.

47) Spinat- und Feta-Quesadillas:

Füllen Sie Vollkorn-Tortillas mit gekochtem Spinat, zerbröckeltem Feta-Käse und gewürfelten Tomaten und grillen Sie sie, bis sie goldbraun und knusprig sind, für eine herzhafte und zufriedenstellende Snack-Option, die sich perfekt als schnelles und einfaches Mittag- oder Abendessen eignet. Servieren Sie sie mit Salsa oder griechischem Joghurt zum Dippen.

48) Walnuss- und Bananen-Smoothie-Bowl:

Mixen Sie reife Bananen, ungesüßte Mandelmilch und eine Handvoll Walnüsse, bis sie glatt sind, und gießen Sie die Mischung in eine Schüssel. Garnieren Sie sie mit geschnittenen Bananen, gehackten Walnüssen und einem Spritzer Honig oder Ahornsirup für eine köstliche und nahrhafte Smoothie-Bowl, die perfekt für das Frühstück oder einen Snack nach dem Training ist.

Diese gesunden zuckerfreien Snack-Ideen sind nicht nur köstlich und befriedigend, sondern unterstützen auch Ihre allgemeine Gesundheit und Ihr Wohlbefinden, indem sie essenzielle Nährstoffe, Ballaststoffe und Energie ohne die zugesetzten Zucker liefern, die in vielen verarbeiteten Snacks zu finden sind. Experimentieren Sie mit verschiedenen Geschmacksrichtungen, Zutaten und Zubereitungsmethoden, um Ihre Lieblings zuckerfreien Snacks zu finden und genießen Sie eine ausgewogene und nahrhafte Ernährung, die Ihren Körper und Geist stärkt.

ABSCHLUSS

1. Zusammenfassung der wichtigsten Punkte:

In diesem Buch, "Überleben der Zucker-Pandemie: Strategien für einen gesünderen Lebensstil", haben wir uns mit dem weitreichenden Einfluss von weißem Zucker auf unsere modernen Ernährungsgewohnheiten und Gesundheit beschäftigt. Hier ist eine Zusammenfassung der diskutierten Schlüsselpunkte:

1) *Verbreitung von Zucker:* Wir haben untersucht, wie Zucker in modernen Ernährungsgewohnheiten allgegenwärtig geworden ist, sich in verarbeiteten Lebensmitteln und Getränken versteckt und zu übermäßigem Konsum beiträgt.

2) *Gesundheitliche Auswirkungen:* Übermäßiger Zuckerkonsum wurde mit verschiedenen Gesundheitsproblemen in Verbindung gebracht, darunter Fettleibigkeit, Diabetes, Herz-Kreislauf-Erkrankungen, Zahnprobleme, psychische Probleme und mehr.

3) *Verständnis von Zucker:* Wir haben die verschiedenen Arten von Zucker, ihre Quellen und wie der Körper Zucker verarbeitet, einschließlich der süchtig machenden Natur des Zuckerkonsums, untersucht.

4) *Auswirkungen auf Kinder:* Kinder sind besonders anfällig für die gesundheitlichen Auswirkungen von Zucker, mit Auswirkungen auf die körperliche Gesundheit, die kognitive Entwicklung und das Verhalten.

5) *Auswirkungen auf das Altern:* Der Zuckerkonsum kann den Alterungsprozess beschleunigen und das Risiko

altersbedingter Krankheiten erhöhen, was sich auf die allgemeine Gesundheit und Langlebigkeit auswirkt.

6) *Alternativen zu weißem Zucker:* Wir haben natürliche und künstliche Zuckeralternativen erkundet und praktische Tipps für ihre Verwendung beim Kochen und Backen gegeben.

7) *Überwindung der Zuckerabhängigkeit:* Strategien zur Erkennung und Überwindung von Heißhunger auf Zucker wurden diskutiert, ebenso wie der Aufbau einer gesünderen Beziehung zu Lebensmitteln.

8) *Regierung und Politik:* Die Rolle staatlicher Initiativen und der Regulierung der Lebensmittelindustrie bei der Verringerung des Zuckerkonsums wurde untersucht.

9) *Zuckerfreie Bewegung:* Der Aufstieg der zuckerfreien Bewegung und Möglichkeiten zur Beteiligung wurden erkundet, ebenso wie Erfolgsgeschichten von Einzelpersonen und Gemeinschaften, die ihren Zuckerkonsum reduzieren.

10) *Praktische Tipps:* Wir haben praktische Tipps zur Reduzierung des Zuckerkonsums gegeben und viele gesunde Snack- und Mahlzeitenideen für bewusstes und gesundes Essen bereitgestellt.

Durch das Verständnis der Auswirkungen von Zucker auf unsere Gesundheit und die Umsetzung praktischer Strategien zur Reduzierung des Konsums können wir auf eine gesündere Zukunft mit reduziertem Zuckerkonsum und verbessertem allgemeinen Wohlbefinden hinarbeiten.

2. Hoffnung auf eine gesündere Zukunft mit reduziertem Zuckerkonsum:

Mit dem Abschluss unserer Erkundung der Auswirkungen von Zucker auf unsere Gesundheit und unser Wohlbefinden wollen wir die Hoffnung auf eine gesündere Zukunft mit reduziertem Zuckerkonsum umarmen. Indem wir das Bewusstsein schärfen, informierte Entscheidungen treffen und praktische Strategien zur Begrenzung des Zuckerkonsums umsetzen, können wir den Weg für eine verbesserte Gesundheit und ein gesteigertes Wohlbefinden für uns und zukünftige Generationen ebnen. Gemeinsam streben wir nach ausgewogenen Ernährungsgewohnheiten, achtsamem Essverhalten und einem zuckerbewussten Ansatz zur Ernährung. Mit Hingabe und Entschlossenheit können wir eine hellere, gesündere Zukunft schaffen, in der Zucker nicht länger über unsere Gesundheit bestimmt.

Über den Autor

Dr. Faruk ist ein führender Experte auf dem Gebiet der Lebensmittelsicherheit mit einer Leidenschaft für die Aufklärung und Stärkung von Personen, um informierte Entscheidungen über ihre Ernährungsgewohnheiten zu treffen. Mit einem Doktortitel in Lebensmittelsicherheit hat Faruk seine Karriere der Entschlüsselung der Komplexitäten der Lebensmittelwissenschaft und Ernährung gewidmet.

Mit Jahren der Forschungserfahrung bringt Faruk ein umfangreiches Wissen und Einblicke in die Seiten von "Überleben der Zucker-Pandemie: Strategien für einen gesünderen Lebensstil". Sein Engagement für die Überbrückung der Kluft zwischen wissenschaftlicher Forschung und praktischer Anwendung kommt in der umfassenden Erkundung der allgegenwärtigen Präsenz von Zucker in modernen Ernährungsgewohnheiten und seinen schädlichen Auswirkungen auf unser Wohlbefinden zum Ausdruck.

Als Verfechter ganzheitlicher Gesundheit und Wellness ist Faruk tief daran interessiert, Leser zu befähigen, die Kontrolle über ihre Ernährungsgewohnheiten zu übernehmen und einen zuckerfreien Lebensstil anzunehmen. Dann glaubt er fest daran, dass die Gesundheit einer Person ihre wichtigste und wertvollste Investition ist.

Mit "Überleben der Zucker-Pandemie: Strategien für einen gesünderen Lebensstil" lädt Faruk die Leser ein, sich auf eine Reise der Selbsterkenntnis und Befähigung zu begeben, die sie zu einem gesünderen, glücklicheren Leben führt, frei von den Fesseln des übermäßigen Zuckerkonsums.

DANKE SCHÖN

Vielen Dank, dass Sie " Überleben der Zucker-Pandemie - Strategien für einen gesünderen Lebensstil" als Ihren Leitfaden für ein gesünderes Leben gewählt haben. Ihre Entscheidung, in Ihr Wohlbefinden zu investieren, bedeutet uns alles. Indem Sie sich in die Seiten dieses Buches vertiefen, gehen Sie einen proaktiven Schritt, um die Auswirkungen von Zucker auf Ihre Gesundheit zu verstehen und einen zuckerfreien Lebensstil zu begrüßen. Wir sind dankbar für Ihre Unterstützung und Ihr Vertrauen in unsere Botschaft. Vielen Dank, dass Sie Teil der Bewegung für ein gesünderes Leben sind!

Wenn dieses Buch Ihr Verständnis für Ernährung bereichert und Sie dazu befähigt hat, gesündere Entscheidungen zu treffen, würden wir gerne von Ihren Erfahrungen hören! Ihre Rezension hilft nicht nur anderen Lesern, das Buch zu entdecken, sondern liefert uns auch wertvolles Feedback, um uns weiter zu verbessern. Vielen Dank, dass Sie Ihre Gedanken teilen und zur Reise in Richtung eines zuckerfreien Lebensstils beitragen! Für Fragen oder Kommentare zum Inhalt dieses Buches oder wenn Sie Fehler feststellen möchten, zögern Sie bitte nicht, uns per E-Mail zu kontaktieren: farukgalyon@gmail.com